Dr ZAMBACO PACHA

L'HÉRÉDITÉ

DE LA LÈPRE

MASSON ET Cⁱᵉ, ÉDITEURS
LIBRAIRES DE L'ACADÉMIE DE MÉDECINE
120, BOULEVARD SAINT-GERMAIN, PARIS

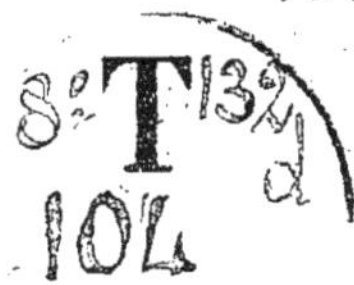

L'HÉRÉDITÉ

DE

LA LÈPRE

L'HÉRÉDITÉ

DE

LA LÈPRE

PAR LE

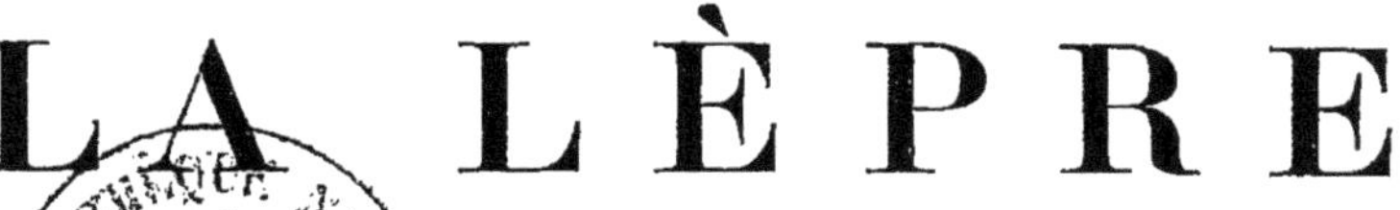

Dr ZAMBACO-PACHA

MEMBRE ASSOCIÉ NATIONAL DE L'ACADÉMIE DE MÉDECINE DE PARIS,
CORRESPONDANT DE L'INSTITUT DE FRANCE (ACADÉMIE DES SCIENCES),
DE L'ACADÉMIE DE MÉDECINE DE SAINT-PÉTERSBOURG,
DE LA SOCIÉTÉ DE DERMATOLOGIE DE PARIS ET DE VIENNE

PARIS

MASSON & CIE, ÉDITEURS

LIBRAIRES DE L'ACADÉMIE DE MÉDECINE

120, boulevard Saint-Germain (6e)

—

1908

L'HÉRÉDITÉ

DE

LA LÈPRE [1]

L'hérédité avec ses lois domine la création vivante tout entière. La physiologie, la psychologie, la pathologie abondent en preuves.

L'expérimentation et la zootechnie en fournissent les plus incontestables témoignages, en déterminant, à volonté, sur la progéniture, par action sur les géniteurs, les tares ou les qualités désirées. En médecine, les cliniciens de tous les pays, de toutes les contrées du monde, guidés par l'observation des malades et par l'étude de leurs lignées ont établi, à travers les siècles, l'influence exercée par les ascendants sur l'état de santé et les prédispositions morbides dont ceux-ci dotent leur descendance. Il est donc inconcevable que la nouvelle école, absorbée exclusivement par les séduisantes théories du jour, biffe témérairement l'hérédité en pathologie, et qu'elle s'efforce à tout expliquer par la contagion.

Tout en reconnaissant les immenses services rendus par la bactériologie qui nous fournit des explications souvent plau-

---

1. Ce travail est le rapport présenté au Congrès international de médecine, tenu à Lisbonne — à l'instigation du comité organisateur — additionné de nouveaux faits.

sibles sur la propagation des maladies infectieuses, il serait malaisé et erroné de vouloir tout expliquer, dans la transmission des maladies, uniquement par les bacilles et leurs toxines. Aussi la clinique mondiale proteste-t-elle, par ses plus illustres desservants, contre cette hérésie professée aux nouvelles générations, en désaccord avec la réalité, et au détriment de l'humanité souffrante.

Dans un remarquable article du D\u02b3 Milian, médecin des hôpitaux, paru dans *la Revue des hôpitaux* en mai 1907, sur l'hérédité de la tuberculose, l'auteur débute ainsi : « lorsqu'on parle aujourd'hui de tuberculose héréditaire, on est regardé comme réactionnaire ; on n'a plus le droit de croire à l'hérédité de la phtisie... il n'y a plus que la divinité nouvelle : la contagion ». J'ajouterai qu'il en est de même de la lèpre.

Avant d'aborder l'hérédité de la lèpre, en nous appuyant sur nos propres observations et sur celles de nombreux léprologues, nous croyons devoir nous occuper, un instant, de l'hérédité en général et de la manière dont elle se comporte en pathologie.

Toutes les données, tirées de cette brève revue, nous serviront à mieux établir l'hérédité de la lèpre, et à nous rendre compte de la manière dont elle s'effectue dans maintes circonstances.

Loin de nous la prétention de déchirer tous les voiles qui masquent l'essence mystérieuse, intime, des phénomènes de l'hérédité en général, et de l'hérédité morbide en particulier. Mais, grâce aux efforts et aux méditations des savants scrutateurs, on arrive, jusqu'à un certain point, à approfondir, dans les limites de la pensée humaine, les faits insondables dont nous sommes les spectateurs.

Pour combattre avec efficacité la négation de l'hérédité, proclamée par des savants contemporains, nous leur opposerons, pour commencer, l'opinion diamétralement opposée, de nombreuses célébrités mondiales.

L'hérédité, dit Th. Ribot, est la loi biologique, en vertu de laquelle les êtres doués de vie tendent à se répéter dans leurs descendants (*L'hérédité psychologique*, Paris, 1902).

L'hérédité est pour l'espèce ce que la mémoire est pour l'individu. Dans chaque individu continuent à vivre les idées des ancêtres, souvent d'une manière obscure et inconsciente, n'ayant besoin que d'une impulsion extérieure pour surgir en pleine activité.

Selon Max Nordau, l'hérédité est un joug auquel nous ne pouvons nous dérober. De même que nous sommes impuissants à déterminer, selon notre désir, la forme de notre visage et de notre corps, nous sommes incapables de changer la physionomie intime de notre pensée.

Selon Wirchow, l'hérédité est une qualité générale du monde vivant.

Voisin définit l'hérédité : une condition organique qui fait que les manières d'être corporelles et mentales passent des ascendants aux descendants (*Dictionnaire de Jaccoud, Hérédité*).

Pour quelques auteurs, l'hérédité est la production, chez le rejeton, d'un attribut cellulaire existant chez les générateurs.

Voilà comment s'expriment les grands penseurs sur l'hérédité psychique et sur l'atavisme moral, qui explique même la persistance, chez l'homme, de certains sentiments, en dépit de l'émancipation de l'esprit par l'instruction et les progrès de la science (*Les mensonges conventionnels*).

Avant d'ouvrir la discussion sur l'importante question de l'hérédité de la lèpre — que d'aucuns rejettent absolument ainsi que toute hérédité pathologique — et pour faciliter l'entente, si possible, entre dissidents, nous allons essayer de définir le mot.

Nous sommes d'avis qu'une bonne définition prévient les malentendus et empêche les égarements dans les questions litigieuses qui divisent les meilleurs esprits. Le nom doit exprimer, avec clarté, l'idée qu'on se fait de la chose.

L'héritage est tout ce que l'on tient de ses ascendants par le fait de la conception.

L'hérédité est une loi naturelle du monde organique, qui consiste en la transmission à la descendance des qualités ou des aptitudes physiques, psychiques, physiologiques et pathologiques des générateurs, des progéniteurs et des ancêtres. Si la répétition de phénomènes semblables se transmet dans la longue succession des sujets, avec une certaine constance, c'est l'hérédité familiale et successivement nationale ou ethnique. Lorsqu'elle remonte bien haut dans la série généalogique et qu'elle offre un retour vers un aïeul éloigné, après interruption ou sommeillance, c'est l'atavisme dont les exemples en histoire naturelle, en zootechnie et en pathologie ne sont plus à compter. Par l'hérédité de famille l'homme se rattache à toute une lignée d'aïeux.

Nous établirons plus loin que cette hérédité ethnique et même atavique se voit dans la lèpre.

Les maladies héréditaires sont les *morbiséminales* de Van Helmont, et non les maladies contractées pendant la vie intra-utérine, maladies acquises avant la naissance, la syphilis ou la variole contractées pendant la grossesse. Les maladies héréditaires sont celles dont le germe ou la prédisposition ont été transmises aux enfants par voie de génération.

L'hérédité est une transmission au fruit de la conception, s'effectuant par l'intermédiaire des spermatozoïdes et de l'ovule des procréateurs. L'hérédité peut transmettre la graine même ou bien le terrain seulement. Le cadeau hérital peut être effectif ou potentiel, impalpable, sous forme de puissance occulte qui germera ou non, selon des circonstances secondaires favorisant son évolution ou s'y opposant. Si le spermatozoïde ou l'ovule sont imprégnés de principes morbides, par leur conjugaison, leur produit aura les propriétés inhérentes des cellules génératrices du père et de la mère.

Les cellules des rejetons tendent à ressembler à celles des générateurs.

L'illustre Virchow a développé ses idées sur l'hérédité morbide au Congrès de Moscou, en août 1896. « De même, a-t-il dit, que pour qu'un être prenne naissance il faut qu'un autre précédent lui donne la vie, de même les cellules sont soumises à cette loi de succession héréditaire. Il ne peut y avoir de maladie, il ne peut y avoir de néoformation que si, d'abord, il n'y a une cellule vivante. Le microscope nous fait connaître cette succession héréditaire de la vie. »

La conception du terrain et des prédispositions, de la réceptivité morbide, transmis par les parents aux enfants, est du plus haut intérêt dans l'étude des maladies diathésiques dues à une manière d'être, à une modification des tissus et des humeurs. En un mot, on peut dire qu'en médecine l'hérédité est la transmission de l'état pathologique — en fait ou en puissance — existant chez les générateurs, au moment de la conception. Or, l'hérédité morbide est une modalité de l'hérédité en général.

L'embryon n'est donc que la fusion de deux cellules, de l'ovule et du spermatozoïde, apportant chacune sa quote-part de propriétés et de vices du générateur dont elles émanent.

Dans la succession des générations, les protoplasmas — substratums matériels de l'hérédité — transmettent les qualités des générateurs et des ancêtres de la lignée.

Les récentes études des cytologistes éclairent d'un nouveau jour la question de l'hérédité dans la série des êtres, en commençant par les recherches dans les plus simples de la série zoologique.

L'hérédité pathologique prouve que les microsomes du bâtonnet chromatique de l'œuf fécondé transmettent, à part les caractères anatomo-physiologiques de l'espèce et de la famille, la qualité chimique du terrain organique, c'est-à-dire, l'aptitude morbide (Debierre, *Hérédité normale et pathologique*).

Ainsi, dans la reproduction sexuelle, il y a conjonction du plasma germinatif mâle et du plasma germinatif femelle. L'être issu de cette fusion peut avoir en puissance des caractères qui ne seront pas exprimés en lui, et que néanmoins il pourra transmettre à ses descendants. Dans la pénétration, après rencontre, de l'ovule par le spermatozoïde, les pronucléus mâle et femelle se conjuguent. Le spermatozoïde doit jouer, dans la fécondation, un double rôle, celui d'agent cinétique déterminant la division de l'œuf, et celui d'élément destiné à l'apport des plasmas ancestraux (Giard, *Recherches sur la biologie et l'anatomie des plasmas*. Académie des Sciences de Paris, 22 décembre 1902).

Après la fusion intime, il y a formation de l'aster mâle et femelle, d'où noyau embryonnaire, caryogamie et caryokinèse (segmentation) qui répartit la chromatine de la cellule mère et celle de la cellule père. Les cellules filles ressemblent aux premières cellules. D'où hérédité transmise des cellules mâle et femelle fusionnées par les chromosomes et les centrosomes accouplés. Voilà donc l'explication physique de l'hérédité incontestable.

Or, toute cellule organique reçoit de l'œuf fécondé toutes les tendances héréditaires qu'elle contient, puisqu'elle renferme une parcelle de nucléine du noyau embryonnaire. Mais les déterminants du plasma génératif peuvent être modifiés par les circonstances externes ou sommeiller ; d'où hérédité arrêtée ou atavique, reparaissant plus ou moins tard dans la suite des générations. Le plasma germinatif — partie de la substance des parents — est immortel et se perpétue dans les enfants, de génération en génération.

Les microsomes du bâtonnet chromatique de l'œuf fécondé transmettent les caractères anatomo-physiologiques de l'espèce et de la famille, et en même temps la qualité chimique du terrain organique, c'est-à-dire, l'aptitude morbide et même l'état réfractaire à la maladie (Debierre).

Cuenot de Nancy (*Revue générale des Sciences*, février 1894) essaya une interprétation qui est séduisante, sinon démontrable : Toutes les particularités héréditaires sont transmises aux descendants par l'intermédiaire des cellules génitales. Ces cellules présentent un résumé du corps entier. Chaque organe leur envoie des parcelles ou gemmules (Darwin). Toutes les particularités qu'un progéniteur transmet à ses descendants sont contenues, en puissance, dans le noyau du spermatozoïde et dans celui de l'œuf. Cette substance héréditaire d'organisation complexe est le plasma germinatif dont les éléments se dissocient et vont porter les particularités héréditaires dans toutes les régions du corps. Ce plasma germinatif, caché dans les couches sexuelles, reste identique et se transmet intact aux descendants. En effet, les cellules sexuelles ne se divisent pas. Elles deviennent les rudiments de l'ovaire et du testicule. Mais, les causes extérieures agissent sur le plasma germinatif et peuvent l'altérer. Il sera modifié lorsqu'il se séparera du corps pour aller fonder un nouvel organisme qui ne sera plus exactement pareil à son progéniteur. Les intoxications lentes agissent sur le plasma germinatif et altèrent les cellules sexuelles. Les toxines des bacilles, se trouvant chez les parents, infestent le plasma germinatif.

Dans sa remarquable thèse, Souberbielle opine que les tares héréditaires font que les cellules sont débiles. Les influences héréditaires amènent un trouble hématopoïétique dans les familles où règne la tuberculose. C'est la chlorose. prétuberculeuse.

Mais, encore une fois, les actions externes et l'adaptation — le milieu, la pression des nécessités de la vie, l'éducation... — modifient, chez l'enfant, les qualités ou les défauts du père ou de l'aïeul, luttent contre l'hérédité et s'efforcent de l'annuler par le transformisme. Ainsi les rigueurs de l'hérédité sont atténuées, car elles ne sont pas immuables. Ailleurs elles sont attardées. Toutes ces données, conquêtes de recherches patientes nouvelles, se trouvent réalisées dans la descendance des lépreux dont les enfants et les petits-enfants, influencés par l'exocosme, échappent à l'hérédité morbide qui parfois peut être atténuée jusqu'à devenir fruste ou bien elle reste provisoirement muette. A ceux qui prétendent rayer impitoyablement le mot hérédité du vocabulaire pathologique, nous croyons devoir opposer aussi l'opinion bien tranchée de quelques autorités contemporaines dont le sens clinique est indiscutable.

Esquirrol parle de l'hérédité dans la démonomanie, et des familles vouées au diable pendant plusieurs générations. Moreau cite des exemples de suicides héréditaires. Briquet a constaté chez les hystériques 20 pour 100 des affections nerveuses des ascendants. Landouzy père est du même avis. Boulay et Raynal ont vu une chatte épileptique dont les petits pendant trois générations furent affectés d'épilepsie.

Brown-Séquard rendait épileptiques des cochons d'Inde sur lesquels il pratiquait diverses lésions de la moelle épinière, Or, chez quelques-uns des petits de ces cochons, il constata une affection épileptiforme très nette. En dehors de ces cochons d'Inde mutilés et de leurs descendants, ce grand expérimentateur n'a jamais vu l'épilepsie chez d'innombrables cochons d'Inde qu'il a suivis pour ses expériences (*Soc. de Biologie,* 1859, t. I, p. 194).

Enfin les vétérinaires considèrent le cornage, la pousse, l'éparvin, la fluxion périodique de la race équine comme héréditaires.

Le Pr Raymond s'exprima comme il suit dans un discours prononcé à l'Académie de Médecine de Paris, le 21 février 1905 : « L'hérédité est un mot difficile à préciser ; mais il répond à une réalité. C'est l'aptitude à faire éclore des affections nerveuses, conférée à un organisme vicié par les générateurs placés dans les mêmes conditions d'hérédité ou soumis à certaines influences pouvant agir sur le système nerveux. Plus je vois des maladies nerveuses, plus je les étudie, plus je m'aperçois que la loi de l'hérédité domine leur étiologie. »

Dans ses remarquables et retentissantes leçons, faites dernièrement à la Salpêtrière sur les névroses et les psychonévroses, il insiste tout particulièrement sur « l'hérédité » la grande cause de la psychasthénie ; tous les auteurs sont d'accord, dit-il, pour la reconnaître. Les travaux les plus récents confirment

entièrement, à cet égard, les résultats des observations antérieures. L'hérédité similaire est particulièrement fréquente.
Janet et Régis l'ont dûment constatée. L'état des parents au
moment de la conception peut aussi déterminer le développement de la psychasthénie, comme celui des états nerveux en
général. Et plus loin le savant professeur ajoute : le traitement
réellement prophylactique consisterait dans le contrôle médical des mariages, en vue d'empêcher les unions des sujets
tarés dans leur système nerveux (pages 102, 110 de la bro-
chure et encéphale n° 1, janvier 1907). Dans l'observation
d'une hystérique relatée page 150, il est dit : une lourde hérédité pesait sur elle...

P. Raymond, professeur à la Faculté de Montpellier, fit une
série d'excellentes leçons sur l'hérédité de la syphilose, de la
tuberculose et de la léprose (*Progrès médical*, 19 août 1899).

Nul ne saurait douter de l'hérédité de la folie. La statistique
de Woods Hutchinson, qui porte sur 50 mille cas de folie,
prouve que dans près de 23 pour 100 celle-ci était due à l'influence héréditaire. Il y a souvent interruption de l'hérédité
et atavisme. Parfois l'hérédité ne transmet qu'une fragilité,
une faible résistance à la maladie dont étaient atteints les
parents ou les arrière-parents. Il est à présumer que dans
quelques cas particuliers, relatés plus loin, il en va de même
de la lèpre.

Mairet et Ardin-Delteil ont aussi bien étudié l'hérédité nerveuse, principalement dans l'épilepsie, et la mirent hors de
toute contestation (*Congrès international*, Paris, 1900).

Déjà Patry fit valoir l'importance de l'hérédité dans les maladies nerveuses, notamment dans la chorée (Paris 1897).

Dans les affections nerveuses, dit Morel, l'accumulation
d'antécédents héréditaires influence sûrement la descendance.
Ce ne sont parfois que des anomalies réversives, phénomènes
se rattachant à l'atavisme.

Les malheureux atteints de maladies nerveuses sont des
victimes de l'hérédité morbide (Dejerine).

La lèpre, bien que maladie bacillaire, offre, notamment dans ses formes nerveuses — où le bacille fait souvent défaut, — tant de manifestations neuropathiques qu'elle s'approche considérablement des névroses.

L'opinion du professeur de bactériologie à la Faculté de Paris pèse certes d'un grand poids dans la balance de la question qui nous occupe. Dans une leçon magistrale sur l'hérédité (*Progrès médical*, 27 oct. 1900), après avoir parlé de l'atténuation de la virulence des bacilles sous l'influence de diverses causes et de leurs variations dans les maladies, Chantemesse continue ainsi : Les êtres sortent les uns des autres comme formées dans le même moule. Chaque individu lègue à ses descendants ses caractères spécifiques et quelques-unes des particularités secondaires qu'il a acquises durant son existence. D'ordinaire l'hérédité atavique submerge ces particularités. La transmission des caractères acquis dans l'ordre physiologique *et surtout dans l'ordre pathologique n'est pas contestable.* Par quel mécanisme s'exerce l'action de l'organisme sur les cellules germinatives ? La substance de l'ovule et du spermatozoïde subit une imprégnation qui aboutit à la perte ou à la diminution de vitalité.

Selon Chantemesse, l'hérédité est la transmission des propriétés des ascendants aux descendants par le mélange et la fusion des filaments chromatiques des cellules germinatives, maternelle et paternelle. Cependant cette transmission familiale et atavique n'est pas fatale. La réduction de la substance chromatique, dans les actes des cellules germinatives, peut réduire et écarter les qualités des parents, qui sommeillent pendant une ou deux générations puis se réveillent dans la descendance. Toutes ces vérités sont mises à jour par l'observation clinique des lépreux.

On voit bien par ce qui précède que dans l'esprit de cet éminent bactériologue, le bacille ne joue un rôle, ni exclusif ni constant dans la transmission des maladies héréditaires.

D'autre part, l'hérédité morbide détermine, même dans les

maladies nerveuses, des stigmates tels que l'infantilisme, la microcéphalie, la prognathisme, le bégaiement, des tics, etc. (Lombroso). L'étude des cagots, descendants incontestables des lépreux, offre aussi des stigmates patents de leur hérédité ancestrale.

La transmission de la maladie héréditaire — ou de la prédisposition à la contracter — des parents à la progéniture ne constitue pas un patrimoine obligatoire. Le germe et la prédisposition même peuvent manquer aux parents directs et sauter des grands-parents aux petits-enfants ; ce qui se voit surtout dans les psychonévroses : aliénation mentale, épilepsie. Bien souvent il y a déshérence, redevable avant tout aux conditions extérieures hygiéniques modificatrices des tares innées, en puissance (nourriture, climat, etc.) Un tel exemple est fourni par les enfants des lépreux norvégiens, émigrés en Amérique qui n'ont pas la lèpre. Mais les caractères fondamentaux héréditaires, modifiés ou réduits par les circonstances secondaires ambiantes, tendent à reparaître dans les générations des descendants, principalement lorsque ceux-ci se placent dans des conditions qui favorisent ce retour vers le passé ou l'éclosion de l'hérédité en puissance. C'est ce que nous avons vu pour la lèpre et dont on trouvera plus loin des exemples plausibles.

La rose double peut redevenir simple, à cinq pétales, et l'on peut observer dans la descendance des plus belles espèces de pigeons le biset primitif. Ce sont là des faits prouvant l'atavisme en botanique et en zoologie (Gustave Lebon, *Loi physiologique et psychologique de l'évolution des peuples,* 1895). Il y a donc dans le fait incontestable de l'hérédité physiologique et pathologique une réunion de puissances occultes qui déterminent la transmission des qualités — quelles qu'elles soient, anthropologiques, physiologiques, psychiques, pathologiques — des générateurs et des ancêtres à la descendance avec modifications essentielles par des circonstances fortuites ou voulues, sous l'influence des forces ou des circonstances ambiantes ; c'est ainsi que se transmettent les types et l'état constitutionnel (physique et moral) des peuples et des animaux. Ce retour vers les ancêtres se voit parfois chez les arrière-petits-enfants des lépreux.

En zootechnie on modifie l'hérédité et l'on produit l'eugénie (εὐ γένος la bonne race) par l'amélioration de la nourriture et par la sélection. On obtiendrait, certes, les mêmes résultats chez l'homme, si l'éclectisme (la sélection) était possible.

Dans une note savante présentée à l'Académie des Sciences de France, le 14 décembre 1903, G. Coutagne émit l'opinion suivante : Dans le croisement fécond de deux individus, les facteurs de chaque modalité — de l'ovule et du spermatozoïde — se disjoignent au cours de l'évolution du produit et se répartissent inégalement dans les produits sexuels (ovules et spermatozoïdes) dans une longue série de mêmes cellules, œuf et blastomères, jusqu'aux cellules germinales. Il désigne par le mot *mnémon* les facteurs élémentaires de l'hérédité.

L'hérédité morbide n'étant qu'une modalité de l'hérédité en général, on doit, pour la bien concevoir, étudier d'abord l'hérédité physiologique, de même qu'avant la pathologie d'un organe, on doit bien connaître son fonctionnement normal. L'hérédité pathologique est en fait l'interruption de l'hérédité normal (Morel). C'est pourquoi nous avons exposé, peut-être trop longuement, les faits et les principes qui précèdent, en faisant des emprunts qui aident, croyons-nous, à mettre en relief et à faciliter la compréhension de l'hérédité de la lèpre, qui constitue l'objet de ce travail. Cette hérédité a été si obstinément niée, ainsi que pour toutes les maladies, par d'éminents savants, que nous avons cru devoir combattre leurs idées avec des arguments irréfragables, puisés à toutes les sources ; ce qui a constitué, presque, une diversion de notre sujet.

L'hérédité pathologique découle donc de l'hérédité physiologique et s'explique par un vice dans le germe. Il y a transmission des tempéraments et des prédispositions morbides.

Néanmoins l'hérédité de la lèpre ne constitue pas une loi mathématique, loin de là, fort heureusement, le lépreux ne transmet pas toujours sa maladie à ses descendants, pas plus qu'un individu quelconque ne lègue infailliblement ses attributs physiques, moraux ou morbides à sa lignée. Nous insistons derechef sur ce point, car l'hérédité n'est pas fatale. Nous avons vu des enfants privilégiés demeurer indemnes et cela lors même que les deux générateurs étaient lépreux avancés.

L'arthritisme, la scrofulose, la tuberculose, la syphilose, la léprose, les névroses, appartiennent donc à la grande classe des maladies héréditaires.

L'hérédité pathologique est homologue ou hétérologue, similaire ou dissemblable.

L'arthritisme est presque toujours, selon Bouchard, une maladie héréditaire transmissible à la descendance.

Un père herpétique engendre des enfants également herpétiques ou bien goutteux, asthmatiques, lithiasiques, rénaux ou hépatiques. Dans ces cas, on peut toujours suivre le lien héréditaire, la filiation permettant de rattacher à la souche les ramifications les plus éloignées et les plus divergentes. C'est là une hérédité polymorphe. Cette mutabilité pathologique héréditaire se rencontre souvent dans la lèpre qui est tubéreuse chez le père et nerveuse chez le fils. Il y a transmutation, l'essence de l'état morbide restant identique. Parfois il y a alternance dans les manifestations des tares héréditaires et même réversion vers la toute première expression morbide de l'ancêtre lépreux, comme dans l'atavisme zoologique et botanique.

De même dans les psychonévroses, l'hérédité n'est pas toujours homologue : exemple : dans l'aliénation mentale héréditaire dans une famille, il se peut que plusieurs de ses membres soient des dégénérés, des excentriques dont les enfants peuvent derechef faire retour à l'aliénation mentale. Les parents immédiats : père, mère, peuvent être sains, les grands-parents et les petits-enfants étant aliénés. Il y aussi l'hérédité collatérale : les père et mère étant sains, les oncles, les tantes, les cousins sont atteints de la maladie héréditaire ; il en est de même dans la lèpre.

Parfois aussi il y a atténuation dans la descendance. D'ailleurs les maladies infectieuses se présentent en général sous des aspects cliniques multiples qu'une enquête habile peut seule établir, le prototype s'émiettant en modalités secondaires.

Bref, il y a dans les maladies infectieuses le polymorphisme et le métabolisme.

Et pour ne pas trop nous éloigner de notre sujet, dans une question si vaste qui embrasse toute la pathologie, nous dirons qu'un lépreux de la forme tubéreuse peut transmettre à ses enfants ou à ses petits-enfants sa lèpre identique, ou bien, la maladie changeant d'expression, se reproduira dans la descendance avec des manifestations différentes, celles de la lèpre tropho-nerveuse, de la maculeuse ou de la mutilante. Plus tard, dans la lignée, la lèpre peut récupérer, derechef, sa forme primitive et revenir, par exemple, à la forme tubéreuse léonine.

Parfois la maladie atténuée ou fruste ne consistera qu'en quelques légers symptômes mal définis dont la nature échappera aux non-experts en la matière, bien qu'il ne s'agisse que d'un reliquat de la lèpre bien accusée des ascendants.

C'est ainsi que nous avons rencontré, parmi les descendants de lépreux, des sujets n'ayant comme expression de leur lèpre héréditaire qu'une légère atrophie des muscles de l'éminence hypothénar, avec un doigt auriculaire incurvé, et de l'anesthésie ou bien de l'hypoesthésie de la peau correspondante. Enfin la maladie originaire, plus atténuée encore, s'écartera davantage du cadre pathologique primitif et apparaîtra sous forme de troubles nutritifs, bien éloignés de la souche : ce sera de la paraléprose, comme de la paratuberculose, de la parasyphilose, ou bien ce seront des dystrophies diverses, consécutives à la lèpre des ascendants.

Les modifications de nutrition du côté des téguments et de leurs annexes, présentées par les cagots, descendants certains des lépreux fournissent un remarquable exemple de l'hérédité atavique déchue de sa puissance primitive et se bornant à des troubles nutritifs, ainsi que l'a prouvé une mémorable discussion devant l'Académie de Médecine de Paris, à laquelle nous avons pris part en exposant nos recherches documentaires puisées sur les mieux mêmes, dans le Béarn (*Bulletin de l'Académie de Paris,* 31 octobre 1892).

Les expériences de Charrin et Léri ont démontré que, chez les rejetons de mères infectées ou intoxiquées, les dégénérescences se rencontrent en fortes proportions et que la vie est parfois courte (Société de biologie, 30 avril 1904). Il nous a été donné de constater, bien des fois, de tels exemples — ils sont relatés dans nos « Voyages chez les lépreux » et dans « Les lépreux ambulants de Constantinople » — chez les descendants des lépreux. Dans la production de ces défectuosités du développement, on ne saura nier le rôle de l'infection, cause des tares cellulaires nutritives.

La congénitalité, c'est-à-dire, la présence chez les enfants de la maladie des générateurs au moment de la naissance, est la meilleure preuve de l'hérédité. Or, bien que rares, de tels exemples ont été observés tant dans la léprose que dans la tuberculose.

On doit inférer de tout ce qui précède que l'hérédité de la lèpre comporte des gradations.

Toutes les données qui ressortent des mémorables travaux de Darwin sur la pangénèse, de ceux de Hæckel sur la périgénèse des stirpes, de Galton, sont applicables à l'hérédité de la lèpre. Ainsi, il y a hérédité directe ou indirecte, celle en retour, celle par influence, et même innéïté, et d'autre part indemnité malgré l'état morbide des générateurs ; ce qui représenterait une combinaison analogue à la combinaison chimique de deux corps d'où résulte un troisième totalement différent de ceux dont il est le produit. Nous avons vu des enfants d'un, et même de deux lépreux, n'hériter d'aucun de ses générateurs et rester indemnes jusqu'à un âge très avancé.

Quant à la manière dont s'opère la transmission morbide héréditaire, les opinions ont varié selon les époques. Hippocrate admettait dans le sperme l'existence de molécules morbides analogues à la maladie qu'ils transmettaient. Van Halmont attribue cette transmission à un caractère idéal de la maladie qui s'imprime à toute l'économie.

Nous verrons aussi, plus loin, que l'hérédité dépend de l'élection du père ou de la mère, qu'il y a dissémination, soudure ou fusion, et que l'élection va de l'état le moins bon au plus puissant. Maintenant si l'on cherche à approfondir les mystères de l'hérédité, on se trouve en face d'hypothèses qui satisfont plus ou moins l'esprit des positivistes.

Charrin prouva par des expériences multiples et variées, continuées pendant des années, l'immense influence de l'état de santé des géniteurs sur les descendants.

Les cellules du fœtus sont modifiées, quant à leur structure, leur fonctionnement, leurs sécrétions ; le terrain organique est modifié, d'où la prédisposition (mères tuberculeuses dont les enfants ne parviennent pas à terme ou bien naissent chétifs et meurent sans granulations). Nous avons constaté les mêmes effets de l'hérédité lépreuse chez les produits de mères lépreuses ou de pères lépreux, celles-là étant indemnes.

Les tissus dérivant des organites souffrants des parents (testicule, ovaire) sont anormaux, les humeurs autant que les solides (*Sem. méd.*, 17 déc. 1902).

Déjà au mois de juillet de la même année, dans un travail en collaboration avec Delamarre et Moussu, communiqué à l'Institut de France (*Transmission expérimentale aux descendants des lésions développées chez les parents*), il fut mis hors de doute que les lésions provoquées chez la mère peuvent se reproduire chez le rejeton, et que l'organe impressionné est l'homologue chez l'enfant. Ce qui explique les hérédités familiales et ancestrales, généalogiquement, qui se transmettent à la chaîne de la lignée, composée d'anneaux familiaux, mais en épargnant certains d'entre eux, tout comme dans la transmission des maladies héréditaires. Toutes ces remarques sont applicables à la lèpre, l'observation clinique le constate.

Pour être durable, l'hérédité familiale a besoin d'une continuation dans les mêmes conditions pendant des années, afin de se transmettre des géniteurs ou des ancêtres aux descendants. C'est là le secret de l'hérédité naturelle, spontanée ou artificielle. En zootechnie et en botanique, la sélection habilement opérée en fournit les preuves tangibles, et éclaire l'esprit du clinicien par l'induction.

L'hérédité de la lèpre peut être effectuée *ab ovo* ou bien par infection *in utero*. C'est le spermatozoïde du lépreux qui transmet la lèpre au produit de conception d'une femme indemne; ou bien le père étant sain, l'enfant puise son hérédité dans l'ovule ou bien dans le sein de sa mère lépreuse.

Malgré les preuves multiples, incontestables, puisées dans la zootechnie, dans l'expérimentation et dans la clinique, la nouvelle école, ayant parmi ses promoteurs des hommes de grande valeur, s'inspire uniquement des doctrines bactériologiques et raye d'un trait de plume l'hérédité en pathologie et par suite dans la lèpre, sujet de nos études actuelles. Après cette absolue négation, elle s'évertue de tout rattacher aux bacilles ou à leurs toxines, ne retenant comme héréditaires que les malformations (exemple la polydactylie). En relatant ici en quelques mots l'opinion du D^r, Orth, nous résumerons la manière de voir des adversaires de l'hérédité en pathologie. Ce distingué confrère a soutenu, devant la Société de médecine berlinoise, le 20 janvier 1904, que les maladies qualifiées héréditaires ne sont, à proprement parler, que des maladies congénitales acquises. Selon lui, pour admettre l'hérédité il faudrait démontrer 1° que les éléments générateurs (spermatozoïdes et ovules), provenant d'un organisme malade, présentent ces altérations spécifiques; 2° que ces éléments altérés sont capables de procréer un nouvel organisme et de lui transmettre la maladie en question.

En réalité, les maladies dites héréditaires ne sont que des maladies congénitales acquises par l'embryon à une époque plus ou moins rapprochée de la conception. A l'appui de sa manière de voir il cite l'expérience de Friedman qui, ayant introduit dans l'utérus d'une lapine saine du sperme de lapin mélangé à des baciles tuberculeux, put constater ultérieurement, dans les embryons nés de cette fécondation artificielle, des bacilles de Koch. Or ici le bacille a été véhiculé par le spermatozoïde, et non légué par lui. Et cet auteur conclut : *Ne parlons plus désormais de maladies héréditaires mais toujours de maladies congénitales*. Ainsi Orth prétend tout saisir dans l'acte mystérieux de la conception. On peut lui demander : comment expliquerait-il la transmission des maladies familiales dépourvues de bacilles, auxquelles nous, nous conservons le titre de maladies héréditaires ; les névroses, l'hémophilie[1], la dypsomanie et même la syphilis transmise à la seconde génération, aux petits-enfants du vérolé, ainsi que la chose fut prouvée dans ces derniers temps, notamment par les travaux de Fournier fils ? Et lorsque la maladie, la lèpre pour rester sur notre terrain, saute une génération et même davantage pour apparaître dans la succession éloignée du lépreux initial, ainsi que nous en fournirons plus loin des exemples, où est le bacille, facteur indispensable ?

L'expérience de Friedman prouve qu'en opérant comme il l'a fait il détermine la tuberculose ; mais elle ne saurait annuler l'action effective, insaisissable, de l'hérédité occulte.

Et lorsque Charrin et Léri produisent des lésions des centres nerveux chez les nouveau-nés issus de mères qu'ils ont rendues malades par l'expérimentation, dont plusieurs survivent même avec des lésions matérielles du système nerveux, ce qui a lieu aussi chez les fœtus humains provenant de parents tarés

---

1. Lossen prouva péremptoirement l'hérédité de l'hémophilie. Il a suivi la transmission de cette diathèse aux descendants à travers quatre générations, surtout par le sexe féminin (*Deutsch. Zeits. f. Chirur.*, 1905, vol. LXXV).

(maladie de Little, paralysie spasmodique), comment expliquer l'hérédité en dehors des bacilles ?

L'opinion de Weismann renverse toutes les notions acquises et se trouve en contradiction flagrante avec les faits évidents. Pour lui le plasma germinatif du produit de conception n'est pas sous la dépendance du *soma* des géniteurs. Cependant il admet l'hérédité dans la myopie, que Javal prouva aussi, devant l'Académie de médecine de Paris en 1892, être atavique chez les juifs.

Selon les partisans de l'hérédité, la cellule génératrice possède toutes les propriétés de toutes les cellules de l'organisme des générateurs et des engendrés. C'est là une hérédité germinative de constitution et de prédisposition.

Le Dr Jankelevitch (*Sem. médicale*, 2 septembre 1903) critiqua savamment les idées de Weismann. Les caractères pathologiques sont aussi inhérents à l'espèce humaine que les caractères normaux, à cette différence près que les derniers sont généraux, tandis que les premiers restent limités à quelques individus seulement, et demeurent souvent latents jusqu'au moment de trouver les circonstances nécessaires à leur éclosion. D'ailleurs, ainsi que cela a été dit, l'hérédité subit le transformisme par le milieu, les conditions extérieures et l'adaptation (Lamarck, Darwin).

L'hérédité morbide peut se borner à une prédisposition favorisant l'action des facteurs externes établis par Pasteur. Elle n'est pas absolue, mais facultative et limitée seulement à certains produits.

On ne saurait trop insister sur le fait que dans les maladies organiques héréditaires, ce ne sont pas les lésions elles-mêmes qui se transmettent toujours, mais surtout les dispositions morbides qui passent des parents aux enfants. Ce n'est pas le germe lui-même qui est transmis à l'enfant mais le terrain propice ; cependant le bacille tuberculeux a été trouvé chez le fœtus du veau par Johné de Dresde, et nous avons publié et fait dessiner des enfants portant les stigmates de la lèpre lors de leur naissance (*Les Lépreux Ambulants de Constantinople*, chez Masson, éditeur, 1897). Dans le premier cas, on n'hérite que d'une aptitude qui échappe à nos sens. Survienne une cause morbide accidentelle, elle agira sur l'organisme prédisposé de par l'hérédité. Les opinions émises sur l'hérédité par de savants allemands au Congrès de médecine interne, tenu à Wiesbaden en avril 1905, méritent hautement de nous occuper.

Le Dr Martius a combattu l'hérédité dans un remarquable rapport. Néanmoins on y lit la phrase suivante : *La clinique nous force de compter avec un facteur constitutionnel individuel héréditaire.* Cette élocution suffit pour annuler toute la luxurieuse polémique de l'auteur (*Sem. médicale,* 19 avril 1905).

Néanmoins le Dr Martius rejette le mot hérédité qu'il remplace par l'expression *déterminantes morbides.* Mais que fait le mot, du moment que l'on admet la chose ? La modulation phonétique importe peu. Les noms ne sont que des signes de convention. Ils peuvent varier dans les nombreux langages qui expriment nos conceptions et n'ont pas de valeur inhérente intrinsèque. La biologie admet les qualités héréditaires contenues dans le plasma germinatif des parents, dans les cellules germinatives combinées, fondues ensemble après l'axe sexuel. Martius dit en terminant : La somme de toutes les facultés intellectuelles et corporelles, de toutes les particularités morbides et normales que l'on possède en naissant viennent des deux parents ; et pourtant il ne veut pas de l'hérédité !

Hamburger admet la théorie énergétique de l'hérédité. L'hérédité n'est pas, pour lui, une transmission matérielle, mais une transmission d'énergie qui assimile d'une manière identique les substances albuminoïdes.

Le Dr Turban a pu se convaincre, par l'étude de cent familles de phtisiques. qu'il existe une hérédité de *locus minoris resistentiæ.*

Le Dr Michaelis a observé que dans 70 cas sur 100 la tuberculose était familiale. Il n'a jamais vu qu'une femme saine, entrant par le mariage dans une famille tuberculeuse, devint phtisique. Nos études sur la léprose nous conduisent à d'identiques conclusions. Par contre, dit-il, les descendants sont, dans la majorité des cas, tuberculeux.

Sur 402 observations de tuberculose ayant éclaté chez les personnes mariées, W. Thom n'a trouvé que 18 fois la transmission *vraisemblable, sinon indiscutable.* Dans tous les autres cas, malgré de longues années de vie commune et de soins donnés au malade, l'autre conjoint est resté indemne. Il y a à ajouter, dit l'auteur, que chez 4 parmi les 18 il y avait des antécédents héréditaires.

D'autre part, Jacob et Pannwitz disent que, sur 1550 ménages où l'un des conjoints était tuberculeux, dans 56 seulement la tuberculose des *deux* pouvait être attribuée à la contagion. Si des auteurs ont cru la contagion plus fréquente, c'est qu'il s'agissait, dit-il, de cas de juxtaposition de 2 conjoints tuberculeux (W. Thom, *Zeitsch.* Bd. H. 1, 1905, Brehmer, Haupt, Cornet, Riffel, Elsasser).

En France, Empis dit de son côté, au Congrès de tuberculose tenu à Paris en 1893, que dans sa pratique de 50 ans il n'a pas vu un seul fait indiscutable de tuberculose par contagion entre époux et qu'il a toujours pu remonter aux antécédents héréditaires de l'époux soupçonné d'être devenu tuberculeux par contamination du conjoint.

Selon Ziegler, il y a dans la progéniture transmission d'un état du corps reversif de la mère à l'enfant. Mais en vérité, et en dehors de toute logomachie, qu'est-ce cela si ce n'est de l'hérédité ? D'ailleurs l'auteur se contredit lui-même lorsqu'il admet que *nous possédons tous un certain nombre de déterminantes morbides que nous tenons de nos ancêtres.* Et à côté des signes familiaux, dit-il textuellement, *l'hérédité latente joue aussi un rôle important en pathologie.*

Martius, qui sous aucun prétexte ne veut du mot *hérédité,* conseille pourtant que dans les mariages on recherche une bonne constitution générale, tout *en évitant les familles dont la généalogie possède une déterminante morbide spéciale se répétant par trop souvent.* En bon français, cela veut dire, tout simplement, que dans les mariages on doit éviter les tares héréditaires. C'est là ce que font, en Orient, dans les localités lépreuses, les parents des jeunes gens à marier. Ils refusent toute liaison matrimoniale avec des descendants de lépreux, lors même que la lèpre n'a pas paru dans les familles depuis deux et trois générations ; car la maladie est tout de même considérée comme héréditaire à longue échéance, d'une manière discontinue.

Il est évident que, lorsqu'une hérédité pathologique règne dans une famille, on peut souvent la combattre en agissant sur les rejetons dès leur naissance. Et, dans l'espèce, si les enfants des lépreux continuent à vivre dans les mêmes conditions que leurs générateurs — misère physiologique, absence d'hygiène, abus d'aliments putrides, séjour dans les foyers lépreux, — ils seront enclins, vu leur souche, à devenir lépreux. Cependant — et c'est là ce qui met l'hérédité de la lèpre hors de toutes contestations — des enfants de lépreux, enlevés à leurs familles dès leur naissance, transportés bien loin dans des endroits indemnes, et élevés dans les meilleures conditions, ont vu leur maladie familiale germer chez eux, bien que vivant dans des milieux où il n'y avait point de lèpre. Falcão, de Lisbonne, Lourenço Magalhães, du Brésil, et Zambaco ont été témoins de tels faits, ainsi que plusieurs de nos collaborateurs exerçant en Orient dans des localités lépreuses.

Or, Wilesby eut tort d'affirmer, à la Conférence de Berlin en 1896, que jamais un enfant séparé de ses parents lépreux dès sa naissance, ne devient lépreux dans la suite ; car l'hérédité peut faire éclater la lèpre quand même.

Nous croyons qu'il importe de faire observer, d'un autre côté, que l'hérédité se voit aussi dans l'immunité transmise aux descendants. Ces immunités successives conduisent à la disparition de certaines maladies à travers les âges ; probablement il y a atténuation successive par suite des modifications humorales qui se transmettent aux héritiers ; ce serait là une vaccination ancestrale dont bénéficie la société. Peut-être est-ce là, en partie, la cause de la disparition de la lèpre en Europe, les améliorations hygiéniques et la diffusion de l'hérédité par les mariages des descendants des lépreux avec les individus sains agissant dans le même sens.

Maintenant, quel est le rôle qui incombe à chacun des progéniteurs dans la procréation des lépreux? Y a-t-il prépondérance ou égalité dans la répartition, en général, des attributs de la santé ou de la maladie de la part du père et de la mère aux rejetons issus de ces deux facteurs collaborateurs dans l'acte de la genèse ? Et de quelle manière s'effectue la transmission de cette hérédité matrimoniale aux descendants ? Et pour commencer, quel est le *modus faciendi*, lors de la fécondation et dans la suite, de cette transmission des maladies, en nature, en puissance ou en aptitude ; quelle est la part dévolue réciproquement à l'ovule et au spermatozoïde dans leur embrassement fécondant ?

Nous croyons utile, avant de restreindre la question à l'hérédité de la lèpre, de faire quelques emprunts aux connaissances en cours sur l'hérédité en général. Cela facilitera notre tâche.

D'après ceux qui réduisent toujours l'hérédité à un acte de contagion, l'enfant d'un générateur lépreux pourrait le devenir par le sperme du père. Les microorganismes se fixeraient sur les spermatozoïdes, sans en altérer la vitalité, tout en communiquant un pouvoir pathogène, comme la pébrine des vers à soie, fait démontré par Pasteur.

Hallopeau admet, en général, l'hérédité paternelle et se demande si le pouvoir infectant réside dans les spermatozoïdes ou bien dans le sérum de la semence (*Journ. des mal. cutanées et syphilitiques*, décembre 1904).

Tandis que, selon G. Kurs, qui s'occupa de l'hérédité de la tuberculose, le sperme des phtisiques sans tuberculose miliaire génitale ou pelvienne n'est pas virulent. Le bacille ne séjourne pas dans le sang avant la cachexie chez le cobaye, ainsi que dans la granulie de l'homme. Cet auteur admet que les bacilles de Koch peuvent arriver au placenta par la voie hématogène, mais en quantité minime, excepté dans la granulie de la mère. Il soutient que, dans la plupart des cas, la tuberculose se produit par inhalation du bacille par l'air inspiré et détermine une lésion pulmonaire, l'influence directe de l'hérédité étant secondaire. D'où il conclut que l'on doit séparer, dès leur naissance, les enfants de parents tuberculeux pour les soustraire à la tuberculose (*Thèse de Paris*, 1890)[1].

Nous citons toutes ces opinions parce que la léprose et la tuberculose ont certaines analogies entre elles dans leur mode de propagation, analogies que certains auteurs ont même forcées, au point d'appliquer à la première absolument tout ce que l'on voit dans la seconde, et de conclure d'une manière identique.

Von Berhing ne conteste pas une certaine influence aux ascendants dans le développement de la tuberculose. Mais ce serait une hérédité post-génitale. Elle n'est ni congénitale, ni prégénitale. L'infection intra-utérine est possible, mais rare. Ce serait le lait qui est la principale source de la phtisie. Voilà donc la contagion bien enserrée et considérablement diminuée dans son importance. Le bacille pénétrerait avec les aliments. Ce savant en conclut que l'isolement des tuberculeux est une me-

---

1. Cependant, selon Behring, la principale porte d'entrée de l'infection tuberculeuse n'est pas celle de l'inhalation, mais l'absorption digestive. Car l'expérimentation démontre que l'alimentation par des substances contenant des bacilles de Koch rend les ganglions mésentériques tuberculeux, la muqueuse digestive restant indemne, ainsi que les poumons. La lèpre n'atteignant pas les animaux, on ne peut utiliser ces expériences si instructives. Mais nous savons que les poumons, les intestins et leurs ganglions lymphatiques ne sont, relativement, que d'une manière rare atteints dans la léprose, et encore très tardivement. Or, l'infection ne s'opère dans la lèpre, par aucune de ces deux voies : l'inhalation et l'absorption digestive.

sure inutile et onéreuse dans les sanatoria. Dans le lait des vaches vaccinées contre la tuberculose, il existerait des substances immunisantes (*Deutsch. med. Wochenschrift*, 21 septembre, 1903).

Berhing réduit ainsi à peu de chose le rôle de la contagion dans la tuberculose ; ce qui est applicable également à la léprose, à cette restriction près qu'il n'est guère possible, aujourd'hui, d'accuser les aliments comme vecteurs de l'agent actif, déterminant de la lèpre, comme on le fait pour la tuberculose.

Pour ce qui concerne la lèpre, nous n'avons jamais pu constater le bacille spécifique dans le sperme des lépreux de la forme tropho-nerveuse, ni dans celui des sujets atteints de la forme mutilante, pas plus que chez les lépreux tubéreux, même léonins excepté — ce qui a lieu rarement — lorsque la glande séminale est elle-même envahie par des tubercules lépreux ulcérés mettant à nu les conduits séminifères en partie détruits et béants.

D'autre part, il ne nous a pas été donné non plus de trouver le bacille de Hansen dans les ovaires ou dans les ovules des lépreuses, lors même qu'il s'agissait de lèpre tubéreuse très avancée avec nombreuses ulcérations cutanées et buccales, grouillantes de baccilles.

Nous sommes donc en droit d'en conclure que, dans la lèpre, l'hérédité ne s'opère pas directement par le bacille. Aurait-elle lieu par ses toxines ? Nous serions disposés plutôt à admettre une transmission héréditaire potentielle, énergétique, échappant à nos sens.

Encore une fois, l'hérédité directe, le passage de la graine, disons du bacille morbigène, est chose rare dans la tuberculose et dans la léprose, si tant est qu'il ait lieu dans cette dernière dont nous nous occupons exclusivement en ce moment. En général, l'hérédité, matériellement parlant, est insaisissable ; peut-être consiste-t-elle en une modification du terrain, des humeurs, si l'on veut bien, par les vices transmis dans la procréation ; ce qui constitue, le plus souvent, la prédisposition à la réceptivité.

De nombreuses expériences donnent un appui solide à cette manière de voir. Charrin parvint à modifier, par l'alimentation, les humeurs des animaux, et à créer ainsi des terrains favorables au développement des germes pathogènes.

Avant tout, nous devons avouer que, bien souvent, le savant est impuissant à percer le profond mystère qui cache l'essence des phénomènes, ce qui doit le conduire à la modestie (Lurette). Quant à moi, j'avoue, en toute sincérité, mon ignorance, en répétant les paroles de Pascal : *Humiliez-vous, raison impuissante*.

Une autre question se présente ici :

Les enfants issus d'un mariage mixte, c'est-à-dire d'un couple dont un seul conjoint est lépreux, deviennent-ils plus souvent lépreux, lorsque c'est le père qui est lépreux, ou bien lorsque la mère seule est atteinte ?

En d'autres termes est-ce l'hérédité paternelle qui est plus fatale, ou bien la maternelle ?

Voyons d'abord quel est le rôle, le *quantum* de chacun — du père et de la mère — dans l'hérédité physiologique.

On a soutenu que dans celle-ci les fils héritent surtout de la mère et les filles du père.

Selon J. Muller (théorie de gamophagie), dans la fusion des cellules germinatives il y a digestion de la plus faible substance par la plus forte ; mais il n'y a pas constance en cela. De sorte que les métis humains ressemblent aux deux générateurs ou bien plus à l'un qu'à l'autre.

L'hérédité utérine est incontestable, ainsi que celle par imprégnation[1].

---

1. Lorsqu'on fait saillir une jument ordinaire par un étalon arabe, le produit présente les attributs de la race arabe. Mais ce qui est difficile à saisir, c'est que cette jument, saillie plus tard par un étalon vulgaire met bas un poulain offrant aussi, jusqu'à un certain point, les caractères de la noble race. C'est là l'héré-

Dans la combinaison des deux cellules, mâle et femelle, lors de la conception (amphimixis), lorsqu'on croise deux animaux d'espèce ou de variété différente, les produits présentent un mélange des propriétés des parents, et parfois une réversion vers un aïeul ou vers un ancêtre éloigné (atavisme).

Selon Ziegler (Congrès de Wiesbaden, Avril 1905) la cellule femelle contient le même nombre de chromosomes que la cellule mâle, d'où égalité d'influence des deux progéniteurs dans le fruit de l'acte génésique sur l'hérédité, par le mélange des qualités propres du père et de la mère.

Mais il y a des variétés de combinaisons. De sorte que, si dans une cellule germinative les chromosones du père ou de la mère ont prévalu, le nouvel individu se rapprochera plus de l'un ou de l'autre ; ce qui remontera jusqu'aux grands-parents. Ainsi le physique et la prédisposition morbide sont hérités des ancêtres qui à leur tour ont hérité de leurs ascendants, sauf modification postérieure, souvent limitée, par l'hygiène et l'éducation.

L'atavisme est la manifestation la plus puissante de l'hérédité (Chantemesse) et la puissance atavique est telle qu'au milieu d'une race (animaux ou homme), la plus pure en apparence, surgit tout à coup un sujet porteur du type des grands-parents ou des ancêtres très éloignés. Nous verrons plus loin combien l'atavisme est tenace dans la lèpre chez les descendants des hébreux de la Bible.

En zootechnie on constate souvent la prépondérance du père

dité par imprégnation. Dans une leçon fort intéressante, faite par le Pr Gaucher à l'hôpital Saint-Louis, le savant professeur admet la syphilis héréditaire par imprégnation. Il s'agissait d'un enfant hérédo-syphilitique secondaire dont la mère n'a jamais eu la syphilis, pas plus que le père. Mais la femme a été antérieurement l'épouse d'un homme syphilitique dont elle a eu successivement 7 enfants tous mort-nés ou morts en bas âge. Cet homme était un syphilitique connu. Conclusion : une femme mariée à un homme syphilitique est infectée conceptionnellement. Elle se remarie, et d'un second mariage, d'un mari sain, elle donne naissance à un enfant syphilitique (Journal *La Syphilis*, de Barthélémy, 8 mars 1905).

dans l'hérédité. Le mulet, issu de l'accouplement d'un âne avec une jument, brait; tandis que celui qui provient d'un cheval et d'une ânesse hennit. En outre, on doit tenir compte de l'énergie physiologique relative des procréateurs. C'est ainsi qu'un vieux baudet fait invariablement des mules aux juments qu'il saillit; la femelle, étant d'une meilleure constitution et santé, l'emporte (Sanson). C'est la sélection naturelle.

Mais l'homme orgueilleux n'admet pas, dans sa vanité, être soumis aux mêmes lois naturelles que les autres animaux de la création.

Nous avons vu de notre côté que dans les couples mixtes — lorsqu'un seul conjoint est lépreux — l'enfant est doté le plus souvent par le géniteur le plus vigoureux; l'hérédité pathologique, lépreuse, s'efface sous l'action bienfaisante du pur, du jeune et fort conjoint.

En général les métis humains joignent les qualités des deux géniteurs; cependant l'un ou l'autre peut prédominer. On a vu, dans l'union d'individus de race caucasique et nègre, des jumeaux dont l'un avait des attributs de la race blanche et l'autre ceux de la noire.

J'ai publié un cas fort curieux d'hérédité de la lèpre. Le père seul étant lépreux, un des enfants jumeaux hérita de sa maladie, l'autre restant indemne jusqu'à sa mort qui eut lieu à un âge avancé.

On sait que dans la grossesse gémellaire, chaque ovaire peut fournir un ovule ou bien le même ovaire a fourni tous les deux (grossesse biovarienne ou monoovarienne), et chaque ovule peut être fécondé par un coït différent ou bien tous les deux par le même coït. Ainsi, on a vu une femme, ayant eu des rapports successivement à bref délai avec un blanc et un nègre, mettre au monde un enfant blanc et un mulâtre; on peut donc penser, à la rigueur, que cette femme du lépreux, ci-dessus mentionnée, a eu des relations à bref intervalle avec deux hommes dont l'un indemne et l'autre lépreux, et que chaque enfant gémellaire a hérité de son propre père.

Au Congrès de la tuberculose, tenu à Paris en janvier 1888, le Dr Latorre a dit avoir observé que, lorsque le père est sain et vigoureux, il exerce la plus favorable influence sur la santé du fœtus, quel que soit l'état de santé de la mère. Par contre, s'il est malade, le fœtus ne s'accroît pas, quelles que soient la santé et la taille de la mère. Les choses ne se passent pas ainsi dans la lèpre. D'après nos observations, le conjoint sain et jeune influence, le plus souvent, la progéniture.

Von Baumgarten croit que l'infection tuberculeuse est le plus souvent d'origine intra-utérine. Selon Harbitz et Warthin, la tuberculose congénitale mérite plus d'attention qu'on ne lui accorde en général.

Auché et Chambrelent disent qu'il n'y avait en tout dans la science que 20 cas de transmission du bacille tuberculeux de la mère au fœtus par voie placentaire. Cette transmission n'a pas été observée avant le cinquième mois de grossesse.

Dans tous ces cas le placenta a été trouvé tuberculeux. Ces auteurs admettent, d'autre part, que les tissus fœtaux peuvent être infectés par les bacilles de Koch sans présenter macroscopiquement et même microscopiquement aucune lésion spécifique (*Arch. de Médecine*, juillet 1899).

A la Société impériale et royale des médecins de Vienne (Fév. 1903), Neumann a déclaré connaître plus de 60 familles dans lesquelles des enfants syphilitiques sont nés de mères saines. Nous avons tous vu de nombreux exemples de ce genre. Conséquemment, il admet l'exactitude de la loi de Colles[1], bien qu'elle comporte certaines exceptions. Et Finger, renchérissant, ajouta connaître plus de 600 cas authentiques, où la mère d'un enfant syphilitique resta indemne. De notre côté, nous avons *toujours* vu les mères des enfants des lépreux rester indemnes, lors même qu'elles ont mis au monde des rejetons stigmatisés par la lèpre, le père étant dûment lépreux.

---

1. Une femme qui n'a jamais eu la syphilis est vaccinée par son enfant syphilitique pendant qu'elle le porte dans son sein.

Le rôle de la mère paraît à *priori* être prédominant dans l'hérédité, en général. Car, outre la part prise dans la conception par l'ovule, l'embryon reste en communauté de circulation avec la mère, pendant toute la durée de la grossesse ; il y a en outre l'allaitement.

Or la mère, continuant après la conception à influencer le fœtus, outre sa contribution à l'héritage par son facteur ovule, devrait prendre une plus large part que le père dans la transmission de ses états personnels, celui-ci n'ayant fourni que son spermatozoïde. La question restant en suspens, nous devons avoir recours à la lumière projetée par toutes les expérimentations entreprises par divers savants.

Weiss présenta à la Société de Biologie de Paris (le 22 janvier 1898) un lapin ayant une malformation des pattes postérieures. Le père avait subi une opération[1]. C'est là un effet de l'influence paternelle isolée. Charrin prit la parole pour dire que l'influence du père seul est proclamée par toute la médecine, et qu'en zootechnie le père paraîtrait prendre une plus grande part dans la procréation que la mère. Cependant, le même savant démontrant ailleurs, grâce à ses expériences, l'hérédité pathologique par les cellules des générateurs, ajouta : Les tares paternelles et *plus encore les tares maternelles* modifient les cellules du fœtus au point de vue de leur structure, de leur fonctionnement, de leur sécrétion, c'est-à-dire, de l'anatomie, de la physiologie et de la pathologie ; c'est la modification des terrains.

Aussi certaines expériences du même professeur prouvent

---

1. Cependant, la circoncision, pratiquée depuis des milliers d'années, n'empêche pas que les descendants naissent toujours avec un prépuce. Cette petite mutilation si hygiénique était pratiquée déjà sous les Pharaons avec des couteaux en silex, ainsi qu'en témoignent des sculptures déposées au musée du Caire. Les chrétiens devraient l'adopter et d'autant plus que le Christ fut circoncis. Son prépuce, déposé chez les Ursulines de Charroux, y est livré à l'adoration perpétuelle. L'authenticité de la relique fut prouvée, en 1863, par l'évêque Pie, grâce à l'impératrice Eugénie.

que la tare d'un organe de la génératrice au cours de la grossesse se répète, et, ce qui plus est, sur le viscère homologue
du fœtus. La cytolysine traverse le placenta et va frapper le
viscère similaire de l'enfant. Les cytotoxines élaborées dans
l'organisme maternel malade ont donc une action sur les mêmes organes du fœtus, bien que d'une manière inconstante.
Ces cytolysines agiraient sur l'ovule.

L'œuf et l'embryon, en lequel celui-là se transforme, restent
attachés à l'organisme maternel et y puisent les matériaux nutritifs. Or, le fœtus se laisse ainsi influencer par l'état physiologique ou pathologique de la mère pendant toute la durée de
la gestation.

Voici une expérience intéressante en même temps qu'ins-
tructive : Heape enlève à une lapine *belge* des œufs fécondés
depuis 24 ou 30 heures, et les place dans la trompe de Fallope
d'une autre lapine *Angora*. Cette transplantation réussit. Les
œufs passent dans la matrice et s'y greffent. Or, les lapereaux
venus au monde étaient de la race de la première lapine (belge),
sans avoir été influencés par le milieu d'adoption. Conclusion :
la mère d'adoption n'exerce pas d'influence sur les œufs qui lui
sont confiés ; pas plus que, dans le règne végétal, le sujet n'a-
git sur le greffon. N'y a-t-il pas là analogie avec ce que l'observation nous enseigne dans l'hérédité de la lèpre ? Le germe
lépreux du père, cueilli par une femme saine, se développe
dans le sein maternel avec ses attributs paternels inhérents.
L'enfant naît ou devient plus tard lépreux, malgré l'état de la
mère et sans avoir influencé celle-ci primitivement saine et
restant définitivement telle. Dans ces cas l'action et la respon-
sabilité en reviennent uniquement au spermatozoïde. Kuaner
prouva que des ovaires greffés sur le ligament large, même
sur le péritoine, continuent à vivre et à produire des ovules.
Une récente expérience de Morris offre le plus grand intérêt :
En février 1903, une femme de 22 ans subit l'ablation de ses
deux ovaires sclérokystiques, sans qu'il en resta trace. Elle
reçut, à la place, l'ovaire sain d'une femme dont on enleva les

organes pour un utérus prolabé. Les greffes furent introduites dans de petites boutonnières dans les ligaments larges de chaque côté, parallèlement à la trompe, et fixées par le catgut, séance tenante. Le 18 juin apparurent les premières règles ; le 16 novembre les secondes, la menstruation fut régulière. Au même mois elle devint enceinte et accoucha à terme d'un enfant qui a vécu ; quelle est dans ce cas la vraie mère de l'enfant (*Médical record*, 5 mai 1906)? Selon Haekel, les caractères héréditaires dus à la mémoire cellulaire ne sont point changés par la greffe. Pour Morris, la vraie mère est celle qui a nourri l'ovule fécondé. Pour moi, la vraie mère est celle qui a fourni l'ovule. Mais selon Kaanar l'ovule transplanté produit des ovules nouveaux, qui appartiennent alors à la femelle greffée. Il faudra suivre le développement de l'enfant et voir de quelle femme il a hérité physiologiquement et pathologiquement, pour trancher la question de la maternité par l'hérédité. Pour moi, tout en acceptant que la seconde femme a influencé l'embryon qu'elle a nourri de son sang, elle n'est au fond qu'une couveuse, une recéleuse. De toute manière, nous pensons que l'enfant doit emprunter quelque chose aussi à la femme qui l'a nourri après fécondation dans son ventre et de son sang pendant neuf mois. Mais on doit se demander si l'ovaire greffé a conservé les ovules de la première femme, ou bien si, naturalisé chez la seconde, il a sécrété de nouveaux ovules, produits essentiels de cette dernière.

L'expérience précédente de Heape viendrait à l'appui de l'opinion de Fournier, à savoir que la véritable maladie héréditaire (dans la syphilis) se transmet par le sperme ou l'ovule, mais parfois aussi par l'ovule seul. L'enfant qui prend la vérole dans le sein de sa mère ne serait pas selon lui un vrai *héréditaire,* mais un placentaire[1],

---

1. Selon Fournier, dans la syphilis, l'hérédité paternelle s'exerce 37 fois sur cent ; la maternelle 84 fois et la mixte 92 fois. Il serait intéressant de faire la même statistique pour la lèpre.

D'autre part, Phisalix, professeur au Muséum de Paris, démontra que les œufs du crapaud, de la vipère et même de l'abeille contiennent les mêmes substances toxiques que le venin de ces animaux lui-même. Cette présence du venin dans l'œuf joue, selon ce savant, un rôle dans les phénomènes de l'hérédité (Académie des Sciences de Paris, 24 juillet 1905).

G. Loisel fit plusieurs communications à l'Institut de France (Acad. des Sciences) sur la toxicité du liquide séminal, et des produits génitaux des ovaires et des testicules. Nos recherches, dit ce savant, doivent attirer l'attention du biologiste, au moment où la théorie de la mutation vient montrer l'importance des éléments sexuels dans la transmission des caractères héréditaires. Lorsque le sperme est toxique il est probable que le spermatozoïde est porteur d'une certaine quantité de toxalbumine qui vient exciter la matière vivante. De leur côté les substances toxiques solubles contenues dans l'œuf viendraient à leur tour réagir sur la tête du spermatozoïde et ainsi seraient déterminés les phénomènes de cinèses successives qui suivent la fécondation (séance du 27 nov. 1905).

Lorsque le père est lépreux, seul, la mère restant indemne, comment expliquer la transmission de la lèpre, si ce n'est par le spermatozoïde ?

D'autre part le sperme d'un syphilitique ou d'un lépreux, ne présentant rien d'appréciable à nos sens, aidés des meilleurs instruments en notre possession, peut néanmoins recéler le germe de la maladie constitutionnelle héréditaire et le transmettre à sa progéniture, lors même que le corps du géniteur est pur de toute manifestation depuis longtemps ou bien qu'il tient l'infection de son grand père (syphilis héréditaire de seconde génération, et lèpre familiale et ancestrale).

Et, chose curieuse, dans la syphilis, comme dans la lèpre, ce germe en puissance ne se transmet pas fatalement à tous les enfants. De vieux syphilitiques, ne portant plus depuis des années aucun stigmate morbide et qui ont déjà procréé des enfants sains, peuvent en voir venir d'autres absolument syphili-

tiques. De même parmi les enfants de lépreux, il y en a qui
échappent à l'hérédité morbide lorsque leurs sœurs ou frères,
intercalés, sont lépreux. Est-ce que le germe occulte, constant
chez tous les descendants, épargnerait les enfants qui ne présentent pas les conditions nécessaires à son évolution par le
fait de leur bonne constitution ? ou bien les circonstances
ambiantes, causes secondes, selon qu'elles sont propices ou
défavorables à son développement, favorisent-elles ou bien en-
travent-elles le réveil de l'hérédité.

Nous avons déjà dit que les études récentes ont mis hors de
doute que parfois dans la syphilis le germe occulte héréditaire
peut se transmettre à la seconde génération, aux petits-enfants
du syphilitique. Ce fait est commun dans la lèpre qui, muette
et absente pendant une et même deux et trois générations,
apparaît plus tard et émerge d'une manière inattendue, dans
les localités même indemnes de lèpre, ou les descendants des
lépreux se sont réfugiés, et sans avoir eu de relations avec des
lépreux. Peut-on nier l'hérédité dans ces cas ?

On s'est demandé si l'enfant d'un lépreux, naissant et demeurant sain, jouit d'une immunité congénitale ? Si l'enfant
d'un lépreux porte une prédisposition spéciale ou bien s'il a en
lui à l'état d'incubation l'hérédo-lèpre tardive ? Ou bien enfin
si, naissant de par son origine héréditairement avec une aptitude, il contracte plus facilement la lèpre par contagion, qu'un
individu né dans des conditions opposées, c'est-à-dire, issu de
parents indemmes ?

L'observation clinique démontre que la lèpre peut être léguée
par le père ou par la mère — lèpre spermatique, lèpre ovu-
laire — ou bien par les deux à la fois. Le germe, constatable
ou occulte, a infecté le produit par la conjugaison de la cellule
mâle ou femelle, dans la fécondation. Les descendants d'un
seul procréateur lépreux et, à plus forte raison, de deux géniteurs lépreux, peuvent être frappés par l'hérédité manifestante
dans sa vie fœtable ou dans sa vie extra-utérine depuis l'enfance jusqu'à la puberté, l'âge adulte, et, exceptionnellement,

même à un âge avancé. Les descendants directs des lépreux peuvent être respectés, l'hérédité surgissant à la seconde, à la troisième génération, et même au delà.

Selon Bazin la lèpre est très héréditaire.

Dansielsen et Boeck ont rencontré 127 fois l'hérédité sur 145 cas de lèpre tubéreuse. Ils ont remarqué que la maladie se propage surtout en ligne collatérale et jusqu'à la quatrième génération.

Le Dr Guérault dit qu'en Norwège et en Islande, il est commun que l'hérédité franchisse deux et trois générations. Il prétend que l'hérédité est plus fréquente du côté maternel que du côté paternel, indifféremment quant au sexe de l'enfant.

D'après ce que j'ai vu, l'hérédité est presque fatale, lorsque le père et la mère sont tous deux à la fois lépreux. L'action novice héréditaire se trouve doublée alors et devient bien plus redoutable.

En effet il est évident que les couples lépreux offrent plus de raisons, plus de tendance, plus de probabilités pour produire des enfants lépreux, que lorsqu'un seul géniteur est lépreux, l'autre jouissant d'une parfaite santé et robustesse. Je répète que je suis autorisé à dire, de par l'observation, que la transmission héréditaire de la lèpre est presque fatale lorsqu'il y a estoc, c'est-à-dire, double hérédité, lorsque le père et la mère sont lépreux. Les expériences zootechniques nous faisaient prévoir la chose. En effet ces expériences enseignent que lorsqu'on unit des sujets possédant les mêmes qualités, on obtient chez les produits une plus grande accentuation de ces qualités. Si, dans les accouplements éclectiques, il y a accentuation plus grande des qualités, ou exaltation en bien, une *eugénie*, comme l'appelle Galton dans sa remarquable thèse, l'addition de qualités morbides identiques doit avoir également pour effet de les mieux répercuter chez les enfants issus de ces combinaisons doublement pathologiques.

En d'autres termes, deux facteurs lépreux, tuberculeux, arthritiques ou névrosés, additionnent et doublent leur action ;

et ils augmentent certes les chances des rejetons à éprouver cette double fâcheuse hérédité morbide familiale.

Nous avons déjà dit que dans la léprose, de même que dans la tuberculose, le germe héréditaire peut atteindre activement et visiblement l'œuf et l'embryon. Dans ce cas le fœtus vient au monde porteur déjà de la maladie héréditaire avec son escorte symptomatique indéniable (bien que le fait soit rare), ou bien les manifestations surviennent plus ou moins longtemps après la naissance ; parfois même il y a tare ancestrale tardive, ou bien la puissance du germe morbide — les circonstances ambiantes aidant (la misère) — détermine l'avortement. Nous avons vu aussi que l'hérédité paternelle, sous quelle forme que ce soit, se transmet du père à l'enfant, la mère restant indemne. Landouzy a rapporté aussi de tels faits dans la tuberculose ; et de notre côté aussi nous avons dit que cette immunité de l'épouse, de la mère des lépreux était *constante*.

D'autre fois le descendant n'hérite que d'un terrain favorable, d'une aptitude ou d'une réceptivité propice à l'implantation du germe, du bacille morbigène, et à son éclosion. On ne naît pas alors lépreux ou tuberculeux, mais léprosable et tuberculisable.

Dans la tuberculose, qui offre de nombreux points de ressemblance avec la léprose, ainsi qu'on l'a vu, Landouzy envisage l'hérédité sous deux chefs : la typique, par transmission directe du bacille, du générateur à l'engendré — ce qui est rare — et l'atypique — commune — qui a lieu sans infection bacillaire, par transmission d'un état diathésique que j'appelerai énergétique, potentiel. La même chose se voit aussi dans la lèpre.

Le fait est que l'hérédité, généralement admise avant la découverte du bacille de Kock, a beaucoup perdu depuis de son importance, et qu'on alla jusqu'à la nier. Mais après l'emballement, il survint, comme toujours, un revirement. D'ailleurs. Kock lui-même n'a jamais nié totalement l'hérédité. Au Congrès de Londres en 1901, il s'exprima de la manière suivante : La tuberculose héréditaire existe réellement ; mais elle est très rare eu égard à la contagion. Péter disait, on ne naît pas tuberculeux, mais tuberculisable. Selon Bouchard la tuberculose, dans l'hérédité, se transmet en expectative et non en nature. Landouzy démontra que la toxine tuberculeuse peut passer à travers le placenta. Les vétérinaires belges ont vu des veaux entachés de tuberculose dès leur naissance, bien que Nocard ait contesté le fait.

Lemaire publia dans les archives médicales belges, en août 1904, un remarquable travail sur l'hérédité physiologique et pathologique, mais principalement sur l'hérédité de la tuberculose, où il disait savamment le pour et le contre. Pour cet auteur, la réceptivité morbide existe surtout pour les individus provenant d'une souche tuberculeuse ou qui ont commis toute sorte d'excès ; certaines maladies antérieures y prédisposent : grippe, diabète, alcoolisme. Quant à l'âge auquel se montre l'hérédité, cela dépend des maladies, chacune d'elles ayant son opportunisme spécial d'âge (cancer, maladies nerveuses, goutte...). La lèpre apparaît en général à la puberté ; mais les exceptions sont fréquentes, soit bien avant cet âge, soit à une époque avancée de l'existence, à 60 ou 65 ans, bien que le fait soit très exceptionnel.

La prédisposition familiale — mots dont se servent les hostiles au terme hérédité — rentre dans le patrimoine qu'on tient de ses ascendants, détenteurs d'une morbidité similaire. Cette aptitude, transmise des parents aux descendants, qui fait que ceux-ci sont plus enclins à contracter la maladie dont souffrent les géniteurs, qu'est-elle donc, sinon l'effet de l'hérédité, en dehors de tout artifice dialectique? Dans la léprose, tout aussi bien que dans la tuberculose — dont la contagion n'est guère contestée — on voit des cas dus indubitablement à l'hérédité.

En dehors de la transmission de la maladie par le placenta (par les bacilles ou leurs toxines), il y a transmission, dans les familles des phtisiques, de l'aptitude à devenir tuberculeux. Hardy et Leudet (de Rouen) ont cité, chacun de son côté, des familles de tuberculeux, dont les enfants, d'une santé florissante jusqu'à la puberté, devinrent tuberculeux fatalement, sans qu'on pût invoquer d'autre cause que l'hérédité. Nous avons été témoins de faits pareils dans la léprose. Nous les citerons plus loin. Neibürger, de Francfort-sur-le-Mein, cita l'histoire pathologie d'une série de familles, soignées par son beau-père et par lui-même, depuis 8o ans. Il s'agit parfois de 4 générations successives vouées à la tuberculose héréditaire se manifestant même à 6o ans ! Nous avons rencontré des cas identiques dans la léprose.

Enfin, l'influence de l'hérédité est démontrée d'une manière indiscutable par le fait que des enfants de lépreux ou de tuberculeux, séparés de leurs parents dès leur naissance et mis dans les meilleurs conditions, devinrent néanmoins plus tard lépreux ou tuberculeux. Dans ces cas la léprose et la tuberculose se comportent absolument d'une manière identique. Souvent, dans ces circonstances, on a recueilli les faits bien à la légère, sans enquête sévère ; et imbu que l'on était d'idées préconçues, on attribua à la contagion ce qui revenait de droit à l'hérédité.

Lorsque les enfants des lépreux naissent et sont élevés dans de bonnes conditions ambiantes, il y a transformisme. Alors l'hérédité manque l'occasion de faire explosion et s'annule à la longue. Cela se voit chez les lépreux transportés dans des pays ou il n'y a pas de lèpre, où ils sont convenablement alimentés et observent, incomparablement mieux que dans leurs pays, les préceptes de l'hygiène. Les enfants de ces lépreux indiscutables demeurent indemnes. C'est ce qui a lieu chez les Norvégiens émigrés en Amérique. Et à ce propos disons en passant, que ces Norvégiens lépreux n'ont jamais transmis la lèpre à qui que ce soit en Amérique, de l'aveu même du Dr Hansen, archicontagionniste.

En effet, il n'y a pas d'hérédité physiologique ou pathologique qui ne se modifie par l'ambiance. Les Norvégiens lépreux, vivant dans la plus profonde misère et dans la plus sordide saleté chez eux, voient même leur propre état s'améliorer en Amérique, grâce au bien-être obtenu dans ce pays. Consécutivement leur lèpre s'améliore, se ralentit, s'arrête ; recule même, et les enfants qu'ils engendrent, dans ces conditions satisfaisantes, gardent leur hérédité muette, et d'autant plus qu'ils sont soustraits eux-mêmes aux funestes circonstances où vécurent leurs parents dans la mère-patrie foyer de lèpre.

Parfois les parents immédiats, père et mère, sont sains, lorsque la lèpre apparaît d'une manière surprenante et inconcevable parmi leurs enfants. En bien cherchant dans ces cas, on parvient à découvrir une hérédité éloignée ascendante ou collatérale. C'est qu'il y a en effet, en pathologie, une hérédité collatérale. La maladie, la lèpre dans l'occurence, se rencontre chez des neveux ou des cousins des lépreux, les parents directs restant indemnes. En ces cas dans la lignée ascendante primitive, dans la souche familiale il y a eu des lépreux. L'observation démontre péremptoirement le fait.

Le Dr Toulouse, neurologue distingué, fit les mêmes remarques, dans les maladies nerveuses. Il affirme la chose pour différents groupes morbides : la tuberculose, la cancérose, les affections familiales. Sur 44 familles d'épileptiques, il a rencontré l'hérédité, en chiffres ronds, cinq fois pour 100 chez les ascendants et 9 pour 100 chez les collatéraux (Soc. de Biologie, 30 avril 1904 : *Fréquence de l'hérédité similaire collatérale en pathologie.*

Or la négation de l'hérédité en pathologie, dans la léprose surtout, ne saurait être partagée par les léprologues qui observent les lépreux, les suivent et enquêtent scrupuleusement dans les secrets des familles en remontant à plusieurs générations. La doctrine contraire, émanant d'une présomption spéculative et non de l'étude des malades, égare ceux qui n'ont pas eu l'occasion et le temps de voir par eux-mêmes.

Les savants léprologues Norvégiens, auteurs du traité de la spedalskhad, Danielsen et Boeck, ont trouvé l'hérédité 189 fois sur 213 cas. Elle peut exister laissant plusieurs générations indemnes. Rayer (*Traité des maladies de la peau*), Cazenave et Schedel, Erasmus wilson, Bazin, Lamblin (*Thèse de Paris*, 1871), De Kigalla (*Bulletin de l'Académie de médecine de Paris*, par Littré 1859-1860), Schilling, admettent l'hérédité, ainsi que Cavasse (*La lèpre aux Antilles*, thèse de Paris, 1881), Hardy, Dujardin-Beaumetz, Léloir, Le Roy de Méricourt.

La lèpre est donc une maladie héréditaire.

Quelle que soit la vraie doctrine sur le *modus faciendi* de l'hérédité ; que ce soit la préformiste des germes emboîtés, celle de l'épigenèse, de la pangenèse, de la périgenèse, de l'idioplasma germinatif avec gemmules pangènes siégeant dans la substance nucléaire de l'ovule et du spermatoïde, la chromatine, les chromosomes..., nous ne pouvons naviguer que vaguement dans cet océan de théories plus ou moins rationnelles, à fond insondable (Bonnet, Buffon, Darwin, Hæckel, Nægeli, Hertwig, Kolliker, Weissmann...). Contentons-nous d'étudier l'hérédité en demandant des éclaircissements à l'observation et à l'expérimentation ; car la médecine est leur fille commune. Elle profite, avec grand bénéfice, des expériences faites sur les animaux, lorsqu'elle ne peut les répéter chez l'homme. Or, toutes les deux interrogées à propos nous affirment l'hérédité, tant physiologique que pathologique : et, en l'occurence, la clinique démontre l'hérédité de la lèpre, probablement plus ou moins fréquente selon les pays.

Le Dr Besnier ne nie pas l'hérédité de la lèpre ; mais il la considère comme un facteur presque négligeable dans la propagation de la maladie, certes d'après ce qu'il a observé. Mais les léprologues ont autrement vu. Néanmoins, il mentionne, en parlant du consentement de l'organisme, à recevoir la lèpre — ce qui est applicable à toutes les maladies — les conditions protoplasmiques *constitutionnelles, héréditaires ou non*. On voit que ce savant, tout en reniant son active intervention, se sert du mot hérédité. Il insiste sur cet état individuel provenant du fait de la conception et de l'origne des générateurs : état bio-chimique, pouvoir phagocytique, etc.

Notre illustre collègue de l'Académie soutient, ailleurs, que, dans l'hérédité de la lèpre, il ne s'agirait que d'une hérédo-contagion et non d'hérédité vraie dans le sens ancien, une tare formative de la cellule initiale. C'est tout comme une variole contractée dans l'utérus et pour toutes les maladies virulentes qui résultent de la transmission des générateurs au produit d'un élément spécifique extrinsèque introduit par la voie sémi-nale ou plus certainement par la circulation utéro-placen-taire ; si cela est ainsi dans l'esprit de notre cher confrère, comment se rend-il compte de l'atavisme de la lèpre, dans les cas de *paraléprose* qu'il admet chez les cagots, descendants éloignés des lépreux, qui sans présenter des manifestations lépreuses vraies, offrent des modifications nombreuses de leurs corps qu'on attribue à leurs ancêtres indéniablement lépreux, fait que le Dr Besnier accepte lui-même ?

Voici la conclusion finale du Dr Besnier : « Il est certain qu'on peut la contracter (la lèpre) par hérédité ; mais le péril de cette hérédité est moins grand qu'on ne le croit, et celle-ci n'est pas fatale. »

Le Dr Bernier accepte l'atavisme paralépreux, c'est-à-dire, la transmission aux arrière-petits-enfants des lépreux, des tares diverses constituant les *paraléproses dues aux toxinoses patho-génétiques*. En un mot, il admet l'atavisme paralépreux, même chez les cagots, comme reliquat héréditaire de la lèpre ; tandis qu'il rejette ou bien il restreint l'action de l'hérédité dans sa transmission en nature chez les descendants directs. Ainsi l'hé-rédité s'opérerait à grande distance dans la lignée, tandis qu'elle serait presque nulle à proximité. Cependant, l'apparition de la léprose par bonds avec discontinuité, sans transfiguration, se voit très souvent dans la descendance des lépreux, sans qu'on puisse invoquer la contagion. On est surpris de voir que l'hérédité affaiblie, atténuée, diluée sous forme de dystrophies paralépreuses n'est pas niée par notre éminent ami. Tandis que l'hérédité plus concentrée, plus proche de la source, telle quelle, plus expressive du patrimoine, est récusée. C'est que le point de départ induit en erreur les plus grands esprits, et conduit à contester les faits réels. Comme la lèpre ne saurait être transmise — de par la théorie — que par l'agent pathogène vivant (le bacille) et qu'on ne le rencontre dans l'organite primaire au moment de sa constitution, soit au fœtus après son organisation effectuée, il n'y aurait pas possibilité de devenir lépreux par le fait qu'on a un géniteur atteint de léprose. Voilà ce que dicte la théorie bacillaire. Mais l'observation des familles lépreuses réduit à néant toutes ces belles conceptions spéculatives. Car, positivement, dans la lignée des descendants de lépreux, en d'autres termes dans les familles lépreuses, la maladie apparaît par-ci par-là en dehors de toute autre causalité. Comment s'opère-t-elle, cette transmission familiale ? Encore une fois nous l'ignorons ; mais elle existe pour sûr, et l'on ne peut s'empêcher de se servir du mot hérédité pour l'exprimer.

Celle-ci, d'ailleurs, est mise hors de doute, même par les bactériologues, lorsque des enfants viennent au monde avec des manifestations de la tuberculose. La science possède une vingtaine d'observations dans lesquelles on a constaté chez le fœtus ou le nouveau-né la présence de tubercules congénitaux (G. Kuss). Des enfants sont également venus au monde avec des manifestations lépreuses (Zambaco). Voilà des points de ressemblance entre la tuberculose et la léprose. Mais les différences ne manquent pas non plus. Ainsi, la tuberculose, rare pendant les premiers mois de la vie, atteint le maximum des sujets de 2 à 6 ans. Tandis que l'apparition de la lèpre héréditaire offre son maximum à la puberté. Le départ aussi de l'hérédité et de la contagion est difficile à établir, l'incubation pour la tuberculose étant relativement brève, tandis qu'elle est très longue pour la lèpre. Cependant, des cliniciens attribuent à l'hérédité la tuberculose tardive de l'adulte et du vieillard et admettent la latence du germe (Baumgarten). Cet état larvé serait dû au petit nombre de bacilles parvenus au fœtus par le spermatozoïde, l'ovule ou le placenta, qui ne colonisent que bien tard. D'ailleurs de nombreux cliniciens admettent l'hérédité de la tuberculose.

D'autres la nient absolument; ainsi le Dr Comby professe que la tuberculose n'est pas une maladie héréditaire. L'hérédité de terrain n'existe pas plus, pour lui, que l'hérédité de graines. La contagion, et plus particulièrement la contagion familiale, explique tout (Congrès int. de la tuberculose, Paris, 1905).

Pour expliquer le fait courant, de notoriété universelle, de la non-contagion des femmes de lépreux, le Dr Besnier admet la loi de Baumès-Colles. Cette interprétation, possible lorsque les femmes ont conçu du fait de lépreux, ne saurait s'appliquer à celles restées indemnes, sans grossesses, bien qu'en relations sexuelles continues avec leurs maris lépreux, porteurs parfois d'ulcères foisonnant de bacilles, même sur les organes génitaux.

Ce qui précède prouve que le *mystère héréditaire* persiste toujours, malgré la théorie en cours de *l'hérédogenèse bactérienne*. Bref, de même que l'on hérite des caractères physiques, moraux, des aptitudes de ses parents, on hérite aussi de la prédisposition d'avoir les mêmes morbidités. C'est là l'hérédité pathogénique que les névroses, telles que l'épilepsie et l'aliénation mentale, mettent hors de doute, parce que non bacillaires, ainsi que l'hématophilie, la dypsomanie, etc.

Les bacilles lépreux et leurs toxines peuvent-ils passer à travers le placenta et transmettre ainsi, en nature, la lèpre aux produits de la conception ? Les travaux de Strauss et de Chambrelent, de Grancher, de Malvoz, de Chantemesse et Widal, de Netter, de Birch-Hirschfeld et Luborsch, de Lannois et Brian, Charrin, prouvent une telle perméabilité placentaire dans les maladies infectieuses.

En effet, Strauss et Chambrelent ont vu la bactéridie du charbon franchir le placenta ; Chantemesse et Widal y ont trouvé le bacille typhique, après son inoculation sous la peau de femelles pleines. Netter arriva aux mêmes résultats pour le streptocoque et le bacille de la morve. Le bacille de Koch force rarement les barrières placentaires. Cependant le fait a lieu aussi ; mais la tuberculine imprégnerait le fœtus des mères tuberculeuses. Celui-ci acquiert alors un état diathésique héréditaire par toxémie bacillaire, un terrain favorisant la tuberculose par contagion. La mère décernerait la *tuberculinose* en perspective (Landouzy).

Feu Peter répétait aussi : « On ne naît pas tuberculeux, mais tuberculisable. »

Dans un remarquable travail, couronné par l'Académie de Médecine de Paris, Chambrelent, professeur agrégé à la Faculté de Bordeaux (*Sur l'influence des maladies de la mère sur l'état de santé du fœtus*) arrive, par ses observations et expériences, aux considérations suivantes : Les principes toxiques du sang maternel ne sont pas arrêtés par le placenta. Par conséquent, toute maladie de la mère aura un retentissement sur l'organisme fœtal. Il faut tenir compte de l'agent infectieux et aussi des toxines qui imprégnent le sang maternel. Lorsque l'infection de la mère est généralisée, le placenta n'oppose pas de barrière infranchissable, et l'infection envahit le fœtus. Mais si cela est ainsi, comment expliquer dans la léprose l'indemnité de l'enfant conçu et mené au monde par une mère lépreuse, ainsi que nous en avons vu des exemples ? Chambrelent fait remarquer avec raison, comme les auteurs plus haut cités, que si le fœtus ne prend pas la maladie (tuberculose) dans l'utérus de la mère, il y prend une prédisposition spéciale à contracter la maladie. Ce serait, dans ces cas, non une hérédité effective, mais une hérédité prédisposante. Pour nous, quoi qu'il en soit, c'est toujours l'hérédité n'est-il pas vrai ? Les études, les expériences et l'observation des tuberculeux annulent donc la proposition de Ziegler : les anomalies et les états morbides, acquis par l'organisme, ne se transmettent pas avec leurs caractères à la descendance.

Dans une communication sur la physiologie du placenta, faite à l'Académie des Sciences, le 14 août 1905, Charrin et Goupil ont rapporté les résultats de nouvelles expériences dont il ressort qu'au point de vue de sa teneur en divers principes protéiques spéciaux (alexine, précipitine, lysine, agglutinine...) fréquemment le sang des rejetons a paru plus pauvre que celui des mères. Ces auteurs ont expérimenté aussi avec la glucose en injections sous-cutanées chez la mère pleine. Cinq heures après l'opération, le sang maternel contenait 19,50 de glucose, et celui des petits 0,533. Ils injectèrent également le placenta par les artères ombilicales. Conclusion : le placenta exerce une action de fixation sur les principes utiles, et sur les corps des toxines, et protège ainsi le fœtus.

Voici l'opinion de MM. Nattan-Larrier et Brindeau sur les conditions histologiques de la transmission des maladies de la mère au fœtus : Dans le placenta normal les vaisseaux fœtaux ne sont séparés des lacs sanguins maternels que par une mince couche plasmodiale. Au cours des maladies maternelles, et particulièrement dans l'éclampsie, il se forme parfois des éctasies capillaires si marquées dans la villosité que des ruptures vasculaires peuvent se produire assurant une libre communication entre le sang fœtal et les milieux maternels ; d'autre part au cours des infections maternelles, spécialement dans la syphilis, le plasmode s'altère et les leucocytes maternels pénètrent librement dans la villosité fœtale (Société de biologie, 18 novembre 1905).

Dans une communication récente à l'Institut (12 mars 1906), Charrin et Goupil annoncent dans le placenta la présence de véritables éléments de sécrétion et d'agents propres à modifier même les matières colorantes de la bile ; ils envisagent le placenta comme une glande capable de modifier différentes substances ou de perfectionner des élaborations déjà commencées.

Nous avons envoyé aux regrettés professeurs Nocard et Strauss des placentas provenant de femmes indemnes engrossées par des maris lépreux, ou bien ayant appartenu à des femmes lépreuses dont le mari était également atteint de la même maladie. Ces bactériologues éminents n'y ont jamais constaté la bacille de la lèpre. Les résultats ont été négatifs lors même que le placenta appartenait à des enfants venus au monde avec des manifestations lépreuses évidentes. Le sang de ces fœtus et la biopsie de leurs macules cutanées lépreuses n'ont pas présenté non plus le bacille spécial. Je répéterai encore, en passant, que, d'après ce que j'ai vu, l'enfant lépreux *ex patre* ne contamine jamais la mère qui reste toujours parfaitement indemne.

Au cours de la vie intra-utérine, on a observé d'une façon indiscutable, selon Frankel, l'infection du placenta. Schmor la trouvé 9 placentas sur 20, de femmes tuberculeuses, avec des lésions tuberculeuses. Baumgarten y trouve un appui démonstratif de son opinion : l'infection tuberculeuse du fœtus est fréquente (Société de Médecine interne de Berlin, 19 février 1906).

Selon Chauveau, les agneaux nés des brebis inoculées du sang de rate sont réfractaires au charbon. Cette immunité résulte de l'absorption (osmose) par le fœtus d'une matière soluble puisée dans le sang de la mère (dans le placenta), matière soluble sécrétée par le microbe spécifique qu'il n'a jamais pu déceler chez le fœtus (Académie des Sciences, 6 février 1888).

L'agent pathogène peut se transmettre de la mère au fœtus à travers le placenta (fièvre typhoïde, variole, charbon et même tuberculose). Nous ajouterons la lèpre à cette liste, selon nos observations, bien qu'exceptionnellement, comme dans la tuberculose.

La syphilis maternelle tient une place prépondérante dans l'hérédo-syphilis. Mais le fœtus peut-il tenir de ses parents lépreux une immunité contre la lèpre comme cela se voit dans la syphilis, conformément à la loi Profeta ? Toujours est-il que la mère qui accouche d'un enfant lépreux, par le fait de son mari lépreux, reste constamment saine. Il n'y a pas choc en retour, comme on dit, à l'encontre de la syphilis qui, en général, passe du père à la mère par le message de l'enfant syphilitique, le contraire constituant une exception.

En effet, si la femme, accouchant d'un enfant syphilitique, ne présente aucune infection personnelle, malgré sa contamination par le fœtus, on la considère comme vaccinée par la transmission des toxines fœtales qui traversent le placenta, alors que les microbes y sont retenus. Jusqu'à quel point pourrait-on faire la même supposition pour la lèpre, en présence de faits identiques ?

Existe-t-il une immunité héréditaire pour la lèpre ? Les expériences d'Ehrlich établissent que l'immunité peut être transférée par la mère au fœtus, et non par le père. Ce serait une immunité utérine par le passage des antitoxines du sang maternel dans celui du fœtus (immunité vaccinale, variolique).

A priori, on serait porté à attribuer, dans l'hérédité conceptionnelle de la lèpre, une part égale aux deux facteurs mâle et femelle ; s'il en est ainsi pour l'acte de copulation, lorsque les deux cellules se rencontrent, se fusionnent, et apportent réciproquement leur *quote-part* dans la procréation, il n'en est pas moins vrai que, dans la suite, l'influence de la mère se poursuit et paraît être, somme toute, bien plus grande que celle du père, dans la transmission des qualités et des vices héréditaires ; car elle continue pendant toute la durée de la grossesse (hérédité utérine), la nutrition du produit de la conception ne relevant plus que de la mère seule. La communauté des deux circulations — maternelle et fœtale — fait présumer et rend compte de l'action du sang de la mère, imprégnant les divers tissus de l'enfant de tous les germes visibles ou occultes contenus dans le corps maternel. Or, la mère est plus en état de doter l'enfant, qu'elle a porté dans son sein et nourri de son sang pendant neuf mois, que le père qui n'a pu lui transmettre son héritage physiologique et pathologique que d'une manière instantanée, et uniquement par sa cellule germinative (par le spermatozoïde), combinée avec la cellule de son partenaire également participante.

Selon Gaertner l'infection de l'ovule humain par des bacilles maternels serait plus fréquente que celle par le spermatozoïde, ce qui expliquerait l'hérédité latente de la tuberculose ; tandis que d'autres auteurs expliquent cette hérédité maternelle par le filtrage, à travers le placenta. Nous devons faire remarquer que les expériences entreprises par de nombreux savants sur les animaux, pour étudier le mode de transmission de la tuberculose, ne peuvent pas être faites pour la léprose, non transmissible aux animaux. Et les résultats des expériences faites pour la tuberculose ne peuvent être absolument applicables à la léprose, sans restriction, par seule analogie.

Le Dr Neisser, qui vient de passer plus d'un an à Batavia pour étudier la transmission expérimentale de la syphilis aux singes, attire l'attention sur la grande virulence des testicules de ces animaux. Finger put inoculer des singes avec du sperme d'individus syphilitiques et il en conclut que vraisemblablement chez l'homme les spermatozoïdes renferment en eux le contage syphilitique (Presse médicale, mars 1906).

Ainsi tout en comparant et rapprochant la lèpre de la syphilose et de la tuberculose, avec lesquelles elle offre des points de ressemblance, on n'est pas autorisé, licitement, à en conclure à l'identité pour ce qui concerne sa propagation et son hérédité.

L'hérédité de la lèpre ne saurait être approndie que par l'étude attentive des familles lépreuses dans leur filiation successive. C'est à la clinique seule qu'il incombe de résoudre cet important et difficile problème de l'hérédité de la lèpre. On doit suivre longuement la progéniture des lépreux en prenant son temps contre l'adage : *fa presto* [1].

Un savant de grande valeur a continué, varié et multiplié, dans ces dernières années, les expériences qui mettent hors de doute l'influence post-conceptionnelle de la mère, sur l'état de santé de l'enfant qui se développe dans son sein et à ses dépens. Nous avons déjà nommé le Dr Charrin, professeur au Collège de France, qui a toujours tenu au courant de ses recherches deux corps savants : l'Institut de France et la Société de Biologie. Dans une de ses communications, il dit textuellement : La question de l'hérédité domine la pathologie plus au point de vue indirect que direct.

Les affections transmises en nature, comme la syphilis, sont rares. Les enfants des mères infectées (tuberculose, influenza, pleurésie, érysipèle...), comparés avec les rejetons des mères saines, présentent des différences remarquables aux points de vue de la croissance, de la composition des humeurs, des désassimilations. Ces enfants, issus de mères morbides, ont été nourris par des femmes saines ou bien au lait stérilisé. On doit donc admettre chez eux l'influence maternelle. L'hypothèse commence lorsqu'on se demande comment s'exerce cette influence. On pourra admettre que c'est le résultat des toxines qui traversent le placenta et agissent sur le plasma. On peut supposer aussi que les cellules des mères, génitales et autres, ont donné naissance à des cellules elles-mêmes débiles (Académie des Sciences, juillet, 1897).

Guillemonat fit aussi une série d'expériences qui portent sur les détériorations organiques que les maladies maternelles déter-

---

1. Dans un travail remarquable sur les affections parasyphilitiques, le Dr Hermanides Haa Elem (1903) soutient que la parasyphilis peut être considérée comme le noyau de l'étiologie des maladies humaines. Cette idée prête à de sérieuses critiques, bien que la syphilis prédispose à bien des maladies graves parmi lesquelles la tuberculose. La loi de l'hérédité, dit-il, gouverne les phénomènes biologiques. Pour juger la puissance de l'hérédité morbide, l'observation doit s'étendre à plusieurs générations.

minent sur l'enfant né au cours de ces maladies : composition
des humeurs, structure des tissus, malformation des organes.

Phisalix, de son côté, prouva par des expériences variées et
fort intéressantes la prépondérance maternelle de l'hérédité
dans la procréation. Il constata que les œufs des crapauds
contiennent les principes actifs du venin et que ses poisons
jouent un rôle important dans le développement de l'œuf et
dans les phénomènes d'hérédité (Académie des Sciences de
Paris, 14 décembre 1903).

Revenant sur la question, il exposa ses nouvelles expériences, devant le même corps savant, sur la présence du venin dans les œufs de vipère (Vipera Aspis). Il a trouvé dans
chaque ovaire un chapelet de 5 à 10 ovules qu'il écrasa et ino-
cula à des cobayes. Ainsi faisant, il détermina des accidents
identiques à ceux de l'intoxication par le venin lui-même.
L'auteur se résume en ces termes : Au moment de l'ovoge-
nèse, les principes actifs du venin s'accumulent dans les ovules :
les phénomènes de l'ontogenèse seraient accompagnés de phénomènes chimiques qui joueraient un rôle essentiel dans la
formation des organes et dans le mécanisme de l'hérédité
(Institut, Académie des Sciences de France, 26 juin 1905).

Il y a donc de la spécificité même dans les ovules de femelles, démontrable lorsqu'elle se traduit par des venins, et qui
sait encore dans quelles autres insaisissables circonstances.

Dans une communication faite à l'Institut, le 15 novembre
1906, Levaditi et Sauvage déclarent avoir vu le tréponéma pal-
lidum dans l'ovule, même dans l'ovaire d'un enfant hérédo-
syphilitique du service du P* Pinard.

Le D* Sereni se livra à d'intéressantes recherches sur la
transmissibilité des parasites de la malaria, de la mère au
fœtus, chez les femmes gravides de la Campagne Romaine
désolée par la maladie. Les nouveau-nés n'ont pas présenté
le parasite, pas plus que des signes de la malaria. Or le parasite a été arrêté par le placenta, tandis que dans les terri-
toires sanguins maternels des placentas, presque toutes les

hématies renfermaient des parasites. Conclusion : la transmission de la malaria de la mère au fœtus, à travers un placenta normal, doit être extrêmement rare, si tant est qu'elle existe.

Tornu a confirmé Sereni. Il n'a pas observé le parasite dans le lait des nouvelles accouchées souffrant de la malaria. Le paludisme congénital n'existerait donc pas. Cependant le fœtus peut contracter la malaria pendant la gestation, à la suite d'une hémorragie à l'intérieur du placenta, ou bien durant l'accouchement, à la suite d'une lésion de ses téguments. Mais il s'agit alors tout simplement d'inoculation (Boll. dell' Academia di Roma, XXIXI).

Le lait des lépreuses ne nous montra jamais le bacille de Hansen, de même que Tornu n'a pu constater la bactéridie de Laveran chez les nourrices atteintes de malaria.

Il n'y a donc pas, à priori, de probabilité pour qu'un enfant gagne la lèpre en suçant le sein de sa mère lépreuse. Dans une discussion qui eût lieu à la Société de Dermatologie de Paris, sous la présidence du Dr Besnier, plusieurs membres de ce corps savant, se fondant sur cette absence des bacilles spécifiques dans le lait, ont opiné qu'on pouvait laisser la mère lépreuse nourrir son enfant, sans rien risquer. J'ajouterai, pour appuyer cliniquement cette inocuité, que j'ai vu deux fois des nourrices mercenaires lépreuses, provenant des îles de l'Archipel, nourrir jusqu'au sevrage — à 15 et 16 mois — des enfants de familles constantinopolitaines, sans que je fusse consulté et à l'insu des familles du danger encouru. Ayant été appelé plus tard à donner mes soins à des membres de ces familles, j'ai été à même d'observer tant les nourrices que les nourrissons que je suis attentivement depuis, à part moi. Ces enfants, âgés aujourd'hui de 24 et de 22 ans, restent jusqu'à présent parfaitement indemnes.

Chose curieuse : il en est de la lèpre comme de la syphilis ; un ou deux enfants de lépreux peuvent n'être pas touchés par la maladie, tandis que d'autres *intercalés* héritent de la lèpre paternelle ou maternelle ou doublement familiale. De plus, autre point de ressemblance dans l'hérédité avec la vérole : la lèpre peut se manifester à la naissance — ce qui, rare chez la dernière, est très fréquent chez la première — ou bien à un âge plus ou moins avancé, très avancé même.

Cependant, je dois insister derechef sur un point capital de dissemblance dans l'hérédité entre ces deux maladies (la léprose et la syphilose) ; c'est la non-transmission constante de la lèpre du mari à la femme et réciproquement ; tandis que la règle inverse s'observe dans la syphilose. Lors même que les enfants sont lépreux à n'importe quel âge, même au moment de la naissance, la mère qui les a portés reste indemne.

Ainsi, il n'y a point de contagion du lépreux à sa femme ni lèpre conceptionnelle précoce ou tardive. Le Pr Fournier a vu des femmes de syphilitiques, ayant ou non des enfants syphilitiques, présenter elles-mêmes, pour la première fois, des accidents syphilitiques 20 ou 21 ans après le mariage (gommes, exostoses). C'est là la syphilis conceptionnelle tardive (Société de Dermatologie de Paris, mars 1899). Je puis affirmer que, dans ma vaste expérience de 35 ans sur la lèpre, je n'ai jamais rencontré, jusqu'à présent, un seul exemple de contamination conjugale, à n'importe quel âge, après de bien nombreuses années de ménage, et lors même qu'il y eut des enfants lépreux par héritage paternel. Je ne me lasse pas de le répéter.

Selon le Pr Landouzy, le père tuberculeux peut transmettre sa maladie à son enfant en infectant l'ovule sans que la mère soit contaminée.

Enfin l'observation nous a démontré que les enfants issus de mariages mixtes — dans lesquels un seul conjoint est lépreux — sont bien plus souvent lépreux lorsque la mère est lépreuse, le père étant indemne, que vice-versa.

Quelques exemples péremptoires de l'hérédité de la lèpre.

Le Dr Zeferino Falcao, le savant président de la section de dermatologie du Congrès international tenu à Lisbonne en

1906, partisan de l'hérédité, a publié le fait probant suivant :
Un enfant de lépreux, séparé de ses parents et transporté dans
un endroit où il n'y avait point de lèpre, n'échappa pas, néanmoins, à son hérédité morbide et fut atteint de lèpre à son adolescence.

Le Dr José Lourenço de Magalhaes, directeur de la léproserie de Sao Paulo au Brésil, qui s'étonne de voir nier l'hérédité de la léprose, nous transmit la narration suivante : A
Eslancia, ville de l'état de Sergipe, pays natal de ce distingué
léprologue, qu'il connaît à fond, il n'y a pas de lèpre, si ce
n'est dans une seule famille : Un étranger au pays, portugais
d'origine, célibataire et lépreux, vint s'y établir. Il eut des
relations clandestines, au su de tout le monde, avec une dame
mariée, d'où naquirent des enfants adultérins qui n'ont
jamais vécu avec leur père réel, lépreux, qu'ils n'ont même pas
connu ; ils ont été élevés sous le toit du père putatif. La lèpre se
déclara d'abord chez la fille adultérine du lépreux *intrus* dans
cette famille indemne : et plus tard les enfants de cette fille extra-
légale, c'est-à-dire les petits-enfants du lépreux Portugais en
furent également atteints. En dehors de cette famille, dans la
lignée dans laquelle la lèpre continue à se montrer, par hérédité clandestine, il n'y a aucun autre lépreux à Eslancia.

Ce distingué confrère, le Dr Lourenço, m'écrit : Je travaille
à la recherche de la vérité en dehors des suggestions doctri-
naires, et en me maintenant toujours sur le terrain solide et
calme de l'observation. L'hérédité de la lèpre, sanctionnée
par l'observation séculaire, peut être considérée comme un
axiome clinique.

Le Dr Roux, de Barcelone, a démontré par ses recherches,
palpablement l'hérédité de la lèpre : En fouillant dans les registres de la léproserie de San Lazzaro, il constata que les
mêmes familles fournissent une suite généalogique de lépreux.
Après dénégation opiniâtre des détenus actuels, devant l'évi-
dence des faits, ils finissent par avouer leur héritage. En
compulsant les registres de la léproserie de l'île de Chio, le

Dr Constantinidi fit les mêmes constatations, ainsi qu'on le verra plus loin.

Le Dr Kaisser Haïk, chargé par le gouverneur du Liban Naoum Pacha, de rechercher comment la lèpre s'est introduite à Koura, petite ville du Liban, isolée dans les montagnes, où tout le monde se connaît et se surveille, s'occupa scrupuleusement de la question et fit un rapport officiel consciencieux dont nous extrayons les parties culminantes. La lèpre reste circonscrite dans une seule famille d'où elle ne sortit que par les alliances matrimoniales. L'examen généalogique méticuleux prouva que d'abord seule la famille Bouliès comptait quelques lépreux. La maladie continua à la seconde génération et dans les descendances subséquentes. Plus tard la famille Sabouh fit alliance avec la famille B. Il y eut des lépreux parmi les descendants de cette union. Il n'y a jamais eu aucun cas de lèpre parmi les membres et les ascendants de la famille Sabouh non liés à la famille Bouliès. Un jeune homme d'une autre famille, Karam-El-Kouri, indemne, épousa une demoiselle Bouliès épargnée elle-même par la lèpre. Néanmoins une des filles de cette dernière fut lépreuse. M. Yaoucha et Hym Hama, tous deux lépreux, descendent également de mariages d'individus appartenant à des familles indemnes avec des membres de la famille Bouliès. Le Dr Haïk affirme que la lèpre s'est propagée à Koura par les croisements avec la famille B. qui transmit la lèpre héréditairement par ses membres même non lépreux personnellement. Il n'y eut aucun cas de lèpre en dehors de ces liaisons. Il conseille donc, pour arrêter la propagation de la maladie à Koura, d'empêcher tout mariage avec les descendants de la famille B. Or la lèpre a montré une filiation familiale héréditaire incontestable dans le district de Koura, dans le Liban et pas de contagion.

Voici un autre fait cueilli dans les meilleures conditions et absolument démonstratif de l'hérédité de la lèpre.

Le Dr Passaliadi, un confrère distingué exerçant dans l'île de Mycono, de l'Archipel hellénique, entreprit des études sur la manière dont se comporte la lèpre dans cette localité éloignée des grands centres et où l'on peut suivre pas à pas la propagation de la maladie parmi les habitants. Il nous transmit l'observation suivante : K., meunier, d'origine juive, vint s'installer à Mycono avec son père. Son grand-père paternel était lépreux ; mais celui-ci ne vint jamais à Mycono. Le père de K. mourut à Mycono, indemne et très âgé. Le petit-fils du juif lépreux qu'il n'a pas connu, eut neuf enfants dont l'aîné, une fille, est âgée de 18 ans.

Tous ces enfants sont indemnes jusqu'à présent. K., leur père était bien portant jusqu'il y a 8 ans, lorsqu'il présenta à la face les premiers signes de la lèpre : chute de sourcils, de la moustache, gonflement spécial de la figure et des oreilles...

La maladie progressa et le rendit léonin hideux. Néanmoins, il continua à vivre au milieu de tout le monde, et à exercer sa profession de meunier. Une de ses sœurs succomba aussi à la lèpre. M..., fille du frère de K., fut également atteinte de la lèpre léonine. Aucun autre habitant de l'île — bien que tout le monde continue ses relations avec cette famille juive, sans la moindre précaution — ne fut contaminé.

En résumé, un juif indemne s'établit à Mycono et la lèpre apparut chez un de ses fils, chez une de ses filles ainsi que sur une de ses nièces, le père et la mère de ces lépreux demeurant indemnes. Le grand-père lépreux n'a jamais mis le pied sur l'île de Mycono. Il n'a jamais vu ses petits-enfants. Or la lèpre, héréditaire, épargna les enfants du juif lépreux et parut chez ses petits-enfants. Il y a eu à Mycono deux autres lépreux étrangers à l'île dont aucun habitant ne fut infecté, bien que ces lépreux vécussent en communication continuelle avec les habitants. Ce fait extrêmement intéressant, observé dans une île isolée qui n'est pas une localité lépreuse, dépose en faveur de l'hérédité et contre la contagion. C'est là aussi un exemple frappant de l'hérédité ethnique de la lèpre chez les juifs d'Orient, ce dont nous nous occuperons un peu plus loin.

J'ai cité, dans mon livre *Voyages chez les lépreux*, un cas d'hérédité indiscutable : une lépreuse de Chypre, vivant dans la léproserie, devint enceinte, accidentellement. Elle fait ses couches mystérieusement, échappant de l'établissement, et dépose son enfant dans un village de l'île dans lequel il n'y a pas de lépreux. Car, je le répète — avec bien des léprologues et en parfait accord avec tous mes honorables collaborateurs d'Orient exerçant dans diverses localités lépreuses — à côté de villages où la lèpre sévit il y en a d'autres, constamment épargnés sans qu'on puisse se rendre compte de ce privilège. Or cette enfant abandonnée par sa mère lépreuse dans un village où il n'y a pas de lèpre, fut adoptée par une famille aisée, stérile, et élevée par une nourrice, puis par une bonne, entourée de soins et affectionnée par sa famille d'adoption. A l'âge de 10 ans cette enfant abandonnée devint lépreuse et, la maladie progressant, on fut obligé de la placer, à 14 ans, à la léproserie où la mère reconnut sa fille, narrant son histoire d'enfant abandonnée avec tous les épisodes. Voilà donc un exemple de l'hérédité de la lèpre qui combat l'opinion émise par plusieurs médecins, savoir que les enfants des lépreux enlevés à leurs parents, dès leur naissance, et mis à l'abri de la contagion — cause unique de la transmission de la lèpre selon eux — n'ont jamais la lèpre.

Voici encore d'autres faits, à nous personnels, qui prouvent l'hérédité de la léprose.

Bien que de nombreux lépreux ambulants, de 400 à 500, exerçant des métiers divers, vivent mêlés à la population de Constantinople, *il n'y a pas de constantinopolitains qui aient gagné la lèpre*. Nous avons suffisamment fait ressortir dans nos travaux cette absence de contagion à Byzance.

Tous nos lépreux sont des étrangers à la ville. Ils proviennent des îles de l'Archipel et d'autres localités lépreuses de l'Empire Ottoman. Les juifs seuls, domiciliés à Constantinople depuis quatre siècles, continuent à présenter des lépreux dans leurs rangs, fait que j'expliquerai plus loin par l'hérédité ethnique. Or, j'ai été surpris, et d'autres confrères de Byzance avec moi, de voir, exceptionnellement, quelques grecs, nés à Constantinople même, de parents sains et n'ayant pas eu de relations conscientes avec des lépreux, être atteints de lèpre, ce qu'on serait tenté de prime abord d'attribuer à la contagion occulte, s'opérant à distance, ignorée, de par les lépreux libres, ambulants, ou par des objets touchés par ces derniers et ensuite par ces constantinopolitains contaminés ainsi par hasard et à leur insu.

Nous possédons quelques cas qui entrent dans cette catégorie de faits que nous avons fait constater à plusieurs confrères.

Or, en scrutant bien l'origine et les commémoratifs des familles de ces lépreux grecs constantinopolitains, nous avons toujours pu remonter jusqu'à leur hérédité.

La plupart de ces lépreux, issus de parents immédiats sains, comptaient, dans leur patrie, des ancêtres à divers degrés lépreux. Tous, bien que natifs de Constantinople que la plupart n'ont jamais quittée pour voyager, étaient originaires de par les deux générateurs ou bien par un seul, de pays où la lèpre sévit endémiquement : des îles de Chio, de Mételin, de Marmara, etc. Tous ces lépreux constantinopolitains observés par nous n'ont pas vécu et n'ont pas eu de relations directes avec des lépreux. Seule l'hérédité peut expliquer comment et pourquoi ils devinrent lépreux lorsqu'aucun autre habitant de Constantinople, privé d'une telle hérédité familiale, ne fut lépreux. La ville de Constantinople ne saurait être considérée comme une localité lépreuse. Car aucun constantinopolitain n'a jamais gagné la lèpre des nombreux lépreux étrangers ou juifs qui sillonnent nos rues, mendiants ou vendeurs, et même placés impunément dans les familles comme domestiques, employés, même comme nourrices. Nous avons développé avec force détails ce sujet dans une publication récente : *La contagion de la lèpre en l'état de la Science*, 1907, Masson.

Voici d'où nos juifs tiennent leur lèpre. Il y a quatre cents ans, les juifs d'Espagne, persécutés par l'inquisition de Torquemada, sous le règne de Ferdinand le Catholique, se sont réfugiés en Turquie. Ces juifs *spaniotes* sont des descendants des vrais hébreux de l'Exode. Déjà, après la captivité de Babylone (725 a. J. C.), de nombreux hébreux s'établirent dans la péninsule hispanique. Une seconde immigration eut lieu l'an 70, après la conquête de Jérusalem par Titus, et une troisième en 135, sous Adrien. Or, nos juifs *spaniotes*, ayant vécu isolés dans des ghettos, en Ibérie, avaient la lèpre de leurs ancêtres de l'Exode, et la conservent toujours. Arrivés en Orient, ces juifs ont continué à se marier entre eux et conservèrent la pureté de leur race et leur héritage ancestral, la lèpre du temps de Moïse.

Chose curieuse, les autres juifs de Constantinople, polonais, allemands, hongrois, roumains, ne nous ont jamais présenté de lépreux, pas plus que les karaïtes. C'est que, ainsi que nous l'avons prouvé ailleurs (*loc. cit.*), ces autres juifs ne sont pas d'origine hébraïque, ce sont des *safardins*, d'origine tartare ou touranienne ; ils sont brachycéphales, les spaniotes étant dolicocéphales.

Ces autres juifs, d'une autre race, sont des néo-juifs dont les ancêtres embrassèrent le judaïsme de la fin du vi^e siècle au ixe siècle après le Christ.

Les juifs *spaniotes* de Constantinople, les seuls qui comptent de nombreux lépreux parmi eux, sont redevables de leur lèpre à leur hérédité ethnique, à leur origine hébraïque. Cette hérédité se trouve favorisée par la misère profonde avec toutes ses conséquences antihygiéniques dans lesquelles vivent ces pauvres malheureux.

Selon Tacite (*Hist.* Lib. V) la lèpre a été cause de l'expulsion des hébreux d'Egypte.

D'après la Bible, la lèpre est héréditaire. Elisée dit à son infidèle serviteur : La lèpre de Naoum s'attachera à toi et à ta postérité.

L'hérédité répétée dans la lignée devient familiale, et, à la longue, ethnique. C'est alors de l'atavisme qui respecte plusieurs générations et apparaît tout-à-coup, lorsqu'on s'y attend le moins. C'est ce qui arrive parfois chez les animaux et même dans les plantes, malgré la sélection la plus soignée : un rejeton naît avec les attributs de ses ancêtres bien éloignés.

Jean Allard disait, pour justifier sa dypsomanie : Pendant des siècles, mes ancêtres ont cultivé la passion de boire. Je descends de ces farouches conquérants qui, de leurs puissantes mains, élevaient vers leurs lèvres des cornes remplies d'hydromel. Et le héros héréditairement ivrogne, devenu mendiant en haillons, couchait dans le bois de Boulogne.

L'Agora est meilleur juge que les Aréopages.

Tous mes nombreux collaborateurs, exerçant dans des localités lépreuses d'Orient, affirment l'hérédité de la lèpre, le plus souvent discontinue et remontant à plusieurs générations.

Le peuple y croit tellement qu'on refuse, en général, tout mariage avec des descendants de familles qui comptent des lépreux, même éloignés, dans leur ascendance.

Je citerai parmi les honorables confrères qui ont attentivement étudié la lèpre et recherché l'hérédité, les suivants, qui tous l'admettent, se fondant sur de nombreux exemples observés par eux.

Le Dr J. Manoliadès, de l'île de Samos, me dit, dans un long et soigneux mémoire qu'il me fit parvenir, qu'à Samos la maladie est héréditaire et non contagieuse. Il insiste sur cette habitude constante des lépreux de cacher opiniâtrement leur hérédité morbide pour sauvegarder la réputation de leurs familles. J'y fis personnellement la même constatation. Il faut user de finesse et de patience pour la découvrir et la leur faire avouer. Parmi les nombreuses observations démonstratives de l'hérédité, je choisis, dans ce travail, le cas suivant :

La mère de la femme Foto recélait l'hérédité lépreuse, bien qu'indemne elle-même. Son grand-père et quelques parents maternels avaient succombé à la lèpre. Foto, saine et jolie, se maria avec un homme dont la famille était dépourvue de toute tare. Le couple vécut ensemble 48 ans et eut 15 enfants. Quatre de ces enfants, deux fils et deux filles, ont présenté, à l'âge de l'adolescence, les signes de la lèpre à laquelle trois ont succombé célibataires. Sa fille lépreuse survivante se maria ; sa lèpre se développa de plus en plus au point qu'elle fut placée à la léproserie. Elle a en ce moment 46 ans et vit toujours. Le père de Foto mourut indemne à 78 ans. La mère, qui apporta l'hérédité lépreuse dans le ménage, vit aussi saine, âgée de 82 ans.

Le Dr Livanidès se livra, dans l'île de Chio, où il a exercé et dont il est originaire, à une longue enquête sur la lèpre.

Il en fit plusieurs publications. Selon lui, la persistance de la lèpre est due aux mariages des lépreux entre eux, ou bien avec des personnes saines. Ses patientes recherches l'ont amené à admettre que tous les lépreux de son pays (île de Chio) appartiennent généalogiquement à des familles lépreuses.

Toutes les familles qui refusent de s'allier avec des rejetons lépreux n'en comptent pas dans leurs rangs.

Les registres de la léproserie de l'île relatent toujours les mêmes noms de famille. En sa qualité de chiote et par ses relations, il a pu approfondir des secrets obstinément gardés par les lépreux afin d'innocenter leur souche. Il a vu la lèpre remonter à deux et trois générations, d'une manière discontinue.

Le Dr Livanidès nous a cité le fait suivant qui nous paraît très édifiant : Un chiote, marié et père de deux enfants, s'en va chercher fortune à Constantinople. Sa femme, restée à Chio, eut des relations avec un lépreux ; une fille naquit de ces illégitimes relations et fut lépreuse à la puberté, tandis que deux enfants, issus de son mari légitime, restent indemnes.

Le Dr Constantinidès, médecin de la municipalité et de l'hôpital de l'île de Chio, fut chargé officiellement, par le gouvernement, d'une enquête sur la lèpre. Il ressort de son rapport, qu'il a bien voulu me faire parvenir, que, « de même que dans l'aliénation mentale, la lèpre est un patrimoine qui rebondit sur la tête d'une, de deux et parfois jusqu'à quatre générations, et constitue une avarie héréditaire opiniâtre. »

Les médecins qui exercent dans l'île de Crète, foyer également actif de lèpre, sont surpris qu'on nie l'hérédité de la lèpre. Selon quelques-uns, on peut discuter sur la contagiosité, mais l'hérédité est, pour tous, non douteuse. Les Drs Zafiridès et Clon m'ont transmis la statistique suivante : Sur 100 lépreux, l'hérédité a été constatée 35 fois, savoir : 5 avaient leurs père et mère lépreux ; 15 ont eu leur père seul lépreux ; 2 ont eu leur père et des oncles paternels lépreux (frères du père); 1 n'avait que le frère de son père lépreux et une tante maternelle, sœur de la mère ; 9 avaient des *oncles* paternels lépreux, leurs père et mère étant indemnes; 1 avait son grand-père et le frère de celui-ci lépreux ; 2 avaient leur grand'mère paternelle lépreuse.

Le Dr Répanis, qui étudie depuis de longues années, très attentivement la lèpre à Plomari (ville de l'île de Mételin), m'a fourni des renseignements scientifiques très circonstanciés sur la marche de la lèpre endémique dans cette localité.

La lèpre, bien qu'abandonnée à elle-même, grâce à l'insouciance du peuple et des autorités, diminue néanmoins de plus en plus.

La maladie se propage dans les familles par hérédité. Il y rencontra, dans la descendance, les formes atténuées de la lèpre. Un de ses malades, à forme syringomyélique, consulta Charcot qui hésita et fit un diagnostic réservé. Des enfants séparés de leurs parents lépreux peu après la naissance, et transportés dans des milieux où il n'y a pas de lèpre, devinrent, néanmoins, lépreux à l'adolescence.

Le Dr Koumarianos, médecin sanitaire de l'île de Lesbos (Mételin), s'est livré, sur ma prière, à de patientes recherches sur la lèpre, très commune partout dans cette île. Il s'adressa aussi à d'autres confrères exerçant dans plusieurs localités de Mételin. Tous les documents qu'il me fit parvenir plaident en faveur de l'hérédité. Ces observations ont été prises par lui et par les Drs H. de Briva, Kostomiris, Archoutopoulos, Boudouri.

Le Dr Noulis a étudié la lèpre en Epire. Il croit fermement à l'hérédité. Il nous a transmis la narration du fait que voici : Apostol, du village Agmanda, établi à Janina, eut la lèpre et succomba en 1854. Sa mère et une de ses sœurs ont été lépreuses au village. Ap. marié, eut trois enfants dont deux fils ont succombé à la lèpre, en 1861 et en 1864. Plus tard, leur sœur Hélène devint aussi lépreuse. La mère qui les soigna tous resta indemne. Personne autre ne devint lépreux dans le village, bien que cette famille eût des relations continuelles avec tout le monde. Le Dr Noulis conclut à l'hérédité contre la contagion.

Il serait oiseux d'insister plus longtemps, en multipliant les citations des médecins qui observent la lèpre en Orient ; qu'il nous suffise de dire que tous sont en faveur de l'hérédité.

D'ailleurs la lèpre est considérée comme héréditaire dans la presque totalité des contrées où elle sévit activement.

L'illustre Virchow ne rejette pas l'hérédité de la lèpre. A la Conférence de Berlin en 1897, qu'il présida, il s'exprima en ces termes : Pour plusieurs médecins l'hérédité de la lèpre est dogmatique. Mais toutes les deux théories sont sur le même pied (celle de la contagion et celle de l'hérédité). Nous ne pouvons pas démontrer l'hérédité directe (elle fut prouvée plus tard par la naissance d'enfants lépreux). Et bien moins, à ma connaissance, avons-nous quelque part un cas qui prouve la contagion congénitale. Ne cherchez donc pas, Messieurs, à élever ces interprétations au rang d'articles de foi. Je penche bien à accepter la contagion comme un pilier de soutien. Et pourtant, nous n'avons pas entendu qu'un seul membre de cette assemblée ait observé un cas concluant qui prouve clairement la contagion.

Le célèbre léprologue norvégien Danielssen croit fermement à l'hérédité. Bien qu'il n'ait pas vu d'enfant être atteint de lèpre avant la troisième année, il admet que cette maladie puisse attaquer le fœtus, et l'enfant présenter, lors de la naissance, des symptômes, des macules lépreuses, se basant en cela sur les témoignages des parents. Il serait bien plus affirmatif aujourd'hui que ces constatations ont été faites même par des spécialistes.

Le Dr Danielssen, malgré sa vaste expérience, n'a étudié la lèpre que dans la léproserie de Bergen, où les sexes sont sévèrement séparés. Il n'a pas eu l'occasion d'observer des ménages lépreux, comme nous le fîmes dans une léproserie musulmane où le célibat est interdit et les naissances en découlent tout naturellement.

Le Dr Sand, directeur de la léproserie de Trondhjem, en Norvège, nous a dit admettre l'hérédité de la lèpre.

Le Dr Brémaud, professeur à l'École navale de Médecine de Brest, autrefois directeur de la léproserie de Saint-Denis dans l'île de la Réunion, nous affirma avoir vu la lèpre disparaître pendant deux, trois et même quatre générations pour réapparaître aux arrière-petits-enfants.

Le Dr Sabatini, médecin de l'hôpital d'Alger, a étudié la lèpre à Jérusalem, lorsqu'il y était médecin de l'hôpital français. Il croit à l'hérédité et se déclare contre le mariage des lépreux.

Le Dr Sales étudia la lèpre en Palestine, également, surtout à Damas ; il trouva souvent l'hérédité directe ou collatérale, en insistant dans son interrogation, car les lépreux cachent obstinément leur morbidité familiale (Thèse de l'école de Beyrouth).

Le Dr Besnier admet « la lèpre héréditaire démontrée par les cas avérés, la lèpre tégumentaire existant au moment de la naissance, et par ceux constatés dans les premières semaines ou dans les premiers mois qui la suivent » (*Rôle étiologique de l'hérédité et de la transmissibilité dans la production de la lèpre. Annales de Derm. et de Syphil.*, octobre, novembre et décembre 1897). Plus tard, poursuit-il, rien ne prouve que l'enfant de lépreux l'est devenu par hérédité et non autrement.

Déjà, notre éminent collègue de l'Académie avait soutenu, devant la docte compagnie, en 1887, que la transmission de la lèpre par hérédité, bien qu'elle repose sur des bases débiles, peut se faire, comme dans toutes les maladies contagieuses, pendant la conception, ou durant la vie intra-utérine, et qu'elle réclame, pour s'effectuer, des conditions qui la rendent, relativement, peu fréquente. La contamination du germe fœtal, directement par le bacille paternel, est peu probable.

Après les faits incontestables de lèpre congénitale que j'ai publiés, il admit « qu'il est manifeste que la lèpre peut se produire par la voie conceptionnelle indirecte, par la circulation utéro-placentaire par hérédo-contagion ou, si l'on veut, pour ne pas anticiper, par hérédité ».

Du moment que l'on accepte, au fond, l'hérédité, pourquoi la restreindre au cas où la lèpre apparaît au moment de la naissance ou peu après ? Pourquoi serait-il impossible que la maladie se manifestât plus tard aussi, ainsi que cela a lieu pour toutes les maladies héréditaires, notamment pour les névroses ? Selon notre illustre dermatologue, la rareté de la lèpre congénitale et de la lèpre précoce indique la rareté de la contamination lépreuse des cellules séminales et de celles de l'ovule du fœtus. Cette hérédo-lèpre ne serait qu'une hérédo-contagion.

J'avoue que je ne pénètre pas cette subtilité. Je comprends qu'une femme enceinte, atteinte de variole, infecte son fœtus par contagion de courte échéance. Mais, si la mère ou le père est syphilitique et l'enfant présente des manifestations d'hérédo-syphilis à la puberté, par exemple, comment expliquer la chose autrement que par une modification des éléments anatomiques par le fait de l'hérédité ? Et pour la syphilis de seconde génération, qui se traduit sous la forme dystrophique ou par des lésions de syphilis virulente, comment peut-on rejeter l'hérédité ?

Après tout, il ne s'agit que d'interprétation, le fait brutal est que la maladie des générateurs peut apparaître chez leurs enfants à une époque même très éloignée du moment de la naissance, — comme cela a lieu aussi pour la lèpre, — et que cette maladie de l'enfant provient de ses parents, dont il la tient par l'acte de génération. C'est donc tout simplement de l'hérédité.

L'action héréditaire des lépreux sur leurs enfants comprend trois termes, savoir : la création d'une prédisposition, les tares de nutrition (dystrophies, dégénérescences, l'immunisation) et la transmission de la lèpre en nature. Le Dr Besnier admet aussi la prédisposition héréditaire constitutionnelle, mais elle consisterait en une résistance affaiblie à la contagion. De sorte que la contagion serait de rigueur et exclusivement nécessaire pour les descendants de lépreux, qui pourront devenir plus tard lépreux. Ce qui veut dire que, hors de contagion postérieure à la naissance, aucun enfant de lépreux ne saurait devenir lépreux. Il y a donc tergiversation. Pourtant les faits parlent bien haut. D'abord, nous l'avons vu, des enfants des lépreux, transportés de suite après leur naissance dans des localités indemnes, sont devenus lépreux plus tard, sans aucune contamination. Puis, autre fait démonstratif, des petits-enfants de lépreux dont les enfants étaient indemnes, nés dans des localités où il n'y a pas de lèpre, sont devenus lépreux bien qu'ils n'eussent même pas connu leurs grands-parents lépreux demeurant dans des contrées éloignées.

Le Dr Besnier explique l'absence de lèpre chez les enfants des lépreux, bien qu'en contact permanent avec leurs parents, par un état biochimique toxinigénétique qui leur confère l'immunité. Mais les autres parents des lépreux, leurs amis, leurs femmes, provenant de familles étrangères non lépreuses qui, tous, sont en communication quotidienne, de tout genre, avec les lépreux, ne prennent pas non plus la lèpre. Et l'on ne saurait invoquer pour ceux-ci la théorie biochimique ci-dessus mentionnée, la toxigenèse lépreuse. Notre éminent confrère commet aussi une erreur, qu'il nous permette cette franchise, lorsqu'il dit que les enfants de lépreux, qui n'ont pas la lèpre ne la donnent pas à leurs propres enfants. Tous les léprologues ont vu la lèpre des grands-parents se transmettre aux petits-enfants dont les pères et mères sont restés indemnes, nous l'avons déja dit et nous le répétons à dessein en y insistant.

Kaposi admet l'hérédité, dans ses livres et dans ses leçons. Il cite aussi, à l'appui de son opinion, qu'au Japon où la lèpre produit des ravages, on ne croit pas à la contagion ; mais on s'asbtient de toute alliance matrimoniale avec des personnes appartenant à des familles lépreuses. Selon ce regretté dermatologue, l'extension de la lèpre peut être attribuée à l'hérédité.

En Chine aussi, on ne permettrait le mariage avec des descendants de lépreux, jusqu'à la quatrième génération.

Le Pr Boinet de Marseille m'écrivit, en janvier 1903, avoir trouvé que, dans les Alpes-Maritimes, les lépreux appartiennent le plus souvent aux mêmes familles et que les premières manifestations peuvent paraître tardivement.

Néanmoins, il ajoute : « Il me semble que, mieux que l'hérédité, la contagion explique la transmission de la lèpre dans la vie de famille .» Puis, il fait la réserve suivante : « Je crois que les opinions extrêmes ne valent pas mieux en politique qu'en pathologie, et qu'il doit y avoit un terrain d'entente commun sur lequel les contagionnistes et les héréditaires pourraient pactiser. C'est la formule exacte, précise, qui manque encore. »

Selon le Dr Gonzalez, de Las Palmas (anticontagionniste), si les deux facteurs, femme et homme, sont lépreux, les enfants le sont communément. Si un seul conjoint est lépreux, les enfants peuvent rester indemnes, mais leurs descendants pourront avoir la lèpre, et ils l'ont, en général, malgré leur union avec des personnes saines.

Le Dr Glück (*Deutsche med. Wochenschrift*, 1904, n° 38) examina la descendance de plusieurs lépreux. Sur 34 fils ou petit-fils de lépreux, 9 ont été indemnes, 4 lépreux incontestables, et 21 présentaient des symptômes qu'il considère comme consécutifs à la lèpre ancestrale, et qu'il désigne sous le nom de *Para léprose* : épaississement des nerfs cubitaux et péroniers, atrophie des petits muscles de la main, déformation de l'auriculaire, dystrophie des ongles, sans anesthésie...

Je dois faire remarquer que, bien des fois, j'ai constaté ces signes chez les descendants de lépreux que je considère eux-mêmes comme lépreux atténués.

De même que dans la tuberculose, dans la léprose l'hérédité ne consiste pas toujours à transmettre la maladie même en nature à l'enfant. Celui-ci présente parfois, le plus souvent même, des conditions propices à l'implantation du bacille, une prédisposition innée — de par son hérédité — qui favorise l'éclosion des germes, la réceptivité. Mais, lors même que les parents ne transmettraient qu'une aptitude, une prédisposition à contracter la maladie des parents, n'est-ce pas encore là de l'hérédité dans l'acception vraie du mot et conformément à la définition que nous en avons donnée ? Puisqu'on tient cette aptitude des parents, par voie de génération, n'est-elle pas encore un mode de l'hérédité morbide ?

La lèpre peut se manifester dans la première enfance. Mais, dans l'immense majorité des cas, c'est pendant l'adolescence que l'hérédité trahit sa présence par les premières manifestations de la lèpre. Chose curieuse : la lèpre héréditaire peut se transmettre du père à l'enfant, la mère restant indemne et cela lors même que l'enfant naît lépreux incontestable. La mère a porté dans son sein un enfant lépreux, par le fait du père, sans être atteinte elle-même de lèpre.

Le Pr Landouzy cite aussi dans la tuberculose des faits de transmission du père à l'enfant, la mère demeurant intacte. Or, le père tuberculeux peut transmettre sa maladie à son enfant, en infectant l'ovule, sans que la mère soit contaminée, même pendant la grossesse, par sa circulation commune avec l'enfant qu'elle porte dans son sein.

D'autre part, selon Charrin, fréquemment les descendants des mères tuberculeuses sont atteints de tares variées. Les capsules surrénales de leur rejeton fournissent un extrait impuissant à élever la pression vasculaire et leur corps thyroïde fournit des principes aptes à provoquer l'amaigrissement. De même la syphilis et l'alcoolisme engendrent des tares congénitales, sans excepter les difformités (Congrès Int. de tuberculose tenu à Paris le 2 octobre 1905).

Pour combattre la propagation de la lèpre, il faudra empêcher le mariage soit des lépreux entre eux, soit d'un lépreux et d'une personne saine. Et, comme il arrive très souvent qu'au début de la lèpre, les signes qui annoncent la maladie soient légers et peu appréciables — congestions fugaces et à répétition, surtout de la face, souvent à forme érysipélateuse, macules temporaires de la peau à peine appréciables, hypoesthésie, rétraction légère de l'auriculaire avec diminution du volume musculaire de la région hypothénar dans la forme tropho-nerveuse, succession de panaris dans la forme mutilante... — il faudrait ne permettre le mariage que sur certificat émanant d'un médecin expert.

A la Conférence de Berlin de 1896, on a soutenu que les lépreux n'engendrent pas et que, par conséquent, la lèpre ne saurait se transmettre par hérédité (Avarez de Hawaï, Kübler, Dyer, Hansen) ; il y aura donc extinction de la lèpre par la non-reproduction des lépreux.

La Commission anglaise de la Leprosy Fund a soutenu aussi que la lèpre confère la stérilité, que les femmes lépreuses ne conçoivent pas (il y aurait même une ovarite lépreuse) et que les glandes séminales sont lésées. De sorte que la procréation est rare chez les lépreux ; d'où extinction de la lèpre. Vu cette stérilité, dit-elle, il serait inutile d'empêcher le mariage des lépreux.

Cependant selon sa statistique les couples lépreux produisent 64,7 pour 100 : Lorsque le mari est lépreux, 59,4 pour 100 ; et lorsque la femme seule est lépreuse 70,4 pour 100. Selon nous, la fertilité des lépreux est limitée, principalement si les deux conjoints sont atteints. Le pouvoir procréateur est surtout limité chez la femme lépreuse bien plus que chez l'homme, l'autre conjoint étant indemne. D'ailleurs plusieurs grossesses n'arrivent pas à terme ou bien les enfants meurent peu après la naissance. Selon la commission anglaise 5 ou 6 pour 100 des enfants des lépreux sont atteints par la maladie.

J. Adams croit aussi que les unions entre lépreux sont une cause d'extinction de la maladie, la faculté génératrice diminuant de plus en plus chez les enfants (*Obs. on morbid poisons acute and chronic*).

Nous répétons que ces assertions sont en contradiction avec ce que nous avons vu : les lépreux produisent et se reproduisent malgré la théorie qui veut qu'ils n'engendrent pas, et que la nature, bienfaisante sélectrice, finira par éteindre les hérédités morbides, par la stérilisation progressive[1].

Nous avons observé des enfants naître très fréquemment, presque toujours des mariages mixtes, — lorsqu'un seul époux est lépreux, mari ou femme — et même lorsque tous les deux sont atteints. Et ce qui plus est, nous avons vu des conceptions avoir lieu lors même que la maladie était très avancée, et tout le corps couvert de tubercules lépreux ulcérés. Nous avons déjà signalé le fait dans des publications antérieures. Il est vrai que, lorsque la lèpre est très avancée, il y a le plus souvent avortement, chez les miséreux des léproseries d'Orient, qui vivent dans les privations et dans des conditions affreusement antihygiéniques ; ou bien les enfants naissent dystrophiques, malingres, cachectiques, non viables, et succombent bientôt à l'athrepsie.

Au contraire, lorsqu'il n'y a qu'un lépreux dans le ménage, lorsque la lèpre est à son début, et que l'autre conjoint est sain et plein de jeunesse et de vigueur, les enfants naissent

---

1. Selon Darwin, dans l'évolution des êtres vivants, la sélection constitue une loi constante. Il y a persistance des êtres les plus aptes qui restent victorieux dans la lutte de la vie.

dans de bien meilleures conditions et *prospèrent*. Ils peuvent
alors, par le fait de leur héritage, devenir lépreux à leur puberté ; mais il est bien plus fréquent de les voir définitivement
épargnés, notamment s'ils sont élevés dans de bonnes conditions hygiéniques. Exceptionnellement, des enfants de lépreux
peuvent présenter les signes indubitables de la lèpre peu de
temps après la naissance et même venir au monde avec des
manifestations de la maladie. Nous avons fait reproduire de
tels exemples, par la chromolithographie, dans les *Lépreux ambulants de Constantinople*. De tels faits n'avaient pas été observés avant nous. La commission anglaise de 1893 dit dans son
rapport : « On n'a jamais vu un enfant naître avec la lèpre, ce
qui serait considéré comme un cas congénital. » Mais la science
a marché depuis 1893.

Lorsque la lèpre est familiale, les enfants peuvent présenter
les signes de la lèpre lors même que leurs parents directs sont
indemnes. Parfois ces derniers manifestent leur lèpre après
l'apparition de la maladie chez leurs enfants, voire même après
la mort de ces derniers. C'est que la léprose, de même que la
tuberculose, évolue plus vite dans la jeunesse que dans un âge
avancé. C'est dans ces cas surtout qu'il faut attentivement rechercher la lèpre dans l'ascendance. Et, à ce propos, on ne
doit pas oublier que, dans tous les pays, le lépreux cherche à
innoncenter sa famille, qu'il cache *mordicus* une telle tare de
son ascendance. Parfois on rencontre de grandes difficultés à
faire avouer que la lèpre règne chez les grands-parents ou
chez les collatéraux. Il nous est souvent arrivé de faire avouer
l'héritage à des lépreux que des confrères considéraient comme
victimes de la contagion. Parfois aussi, la lèpre, très atténuée,
fruste, des parents, avait échappé à des médecins qui m'a-
vaient adressé des lépreux censés être les seuls atteints dans
la famille.

Le Dr Besnier communiqua, en notre nom, à la conférence
de Berlin de 1897, une note sur la progéniture des lépreux
que nous croyons oiseux de reproduire ici, dans sa totalité. En

voici un bref extrait : Mère lépreuse maculeuse, déjà avant le mariage ; père indemne ; le premier enfant est sain ; chez le second enfant les manifestations lépreuses apparaissent quelques mois après la naissance. Père lépreux tubéreux, mère indemne, l'enfant eut des signes de lèpre peu après sa naissance.

Père lépreux, mère indemne ; lèpre congénitale apparue chez l'enfant quelques mois après la naissance.

Mère lépreuse, père sain ; premier enfant lépreux peu après la naissance, second enfant indemne jusqu'à sa mort par scarlatine à 3 ans.

Père lépreux, mère saine. Le premier enfant, engendré lorsque la lèpre du père était à son début, reste indemne, il a 35 ans ; deux filles puînées sont également saines ; tandis que le dernier enfant est lépreux. Puis deux fausses couches et un enfant qui n'a vécu que 36 jours. Enfin l'enfant dernier né, une fille vue par moi lorsqu'elle avait trois mois, bien que vigoureuse et développée, portait des manifestations cutanées lépreuses incontestables. Son aquarelle est déposée au Musée Saint-Louis à Paris. Cette enfant mourut lépreuse tubéreuse à la léproserie de l'île de Chio dont la famille était originaire. La mère reste toujours indemne. Dans tous ces cas la lèpre a débuté pendant la vie intra-utérine. Après de telles exemples peut-on contester la lèpre héréditaire ?

Le Dr Besnier a dit à la Société de Dermatologie de Paris, le 8 février 1894, à propos d'un lépreux italien qui demandait s'il pouvait se marier : Quant au mariage, la contagion étant bien rarement observée dans nos climats (il devrait dire : *n'ayant jamais été constatée*), il me semble que l'on pourrait autoriser le mariage. Et Barthelémy ajouta : Comme on ne peut déconseiller le mariage, ni les relations sociales dans la tuberculose, on doit en faire autant pour la lèpre, même lorsque la maladie est arrivée à une période avancée. Et l'hérédité ?

D'après ce que j'ai vu, lorsque le mari seul est lépreux, il y a plus de natalités que dans le cas contraire. Mes observations concordent avec celles de plusieurs de mes confrères exerçant dans les localités lépreuses, en Orient. Il se peut que la lèpre se comporte différemment ailleurs. C'est à nos collègues du Congrès de nous faire part de leurs observations personnelles.

Selon la Commission of the Leprosy Fund, *la contagion et l'hérédité sont insuffisantes à expliquer la propagation de la lèpre*. Pourtant, il est difficile de concevoir comment, en dehors de ces deux causes, on pourrait se rendre compte de la continuation de la maladie dans les localités où elle sévit.

Il ressort de tout le contenu de ce travail que l'hérédité, qui n'échappa point à la sagacité de nos devanciers, se trouve confirmée de nos jours par les cliniciens, et démontrée. L'entraînement enthousiaste par les nouvelles conquêtes la combattit et la fit nier, bien à tort.

Or, il faut en revenir à la tradition et réintégrer l'hérédité dans la causalité morbide. Cependant toute hérédité est subordonnée à des causes secondes qui souvent peuvent plus que les causes premières, dans le développement de toutes les maladies. Nous avons fourni des preuves incontestables de l'hérédité de la lèpre. Les affirmations, sans faits à l'appui, ne suffisent pas à convaincre. La vérité est dans les choses et non dans les hommes qui les jugent(Kelsch, *Hérédité de la tuberculose*).

CONCLUSIONS

1° L'hérédité pathologique est indéniable.

La pathologie du produit commence parfois le jour de la fécondation. Les anciens grecs disaient : ton père t'a semé étant ivre (ὁ πατὴρ σου μεθύων σὲ ἔσπειρε).

La lèpre est une maladie héréditaire. La démonstration en a été faite dans le cours de ce travail.

2° La lèpre héréditaire peut paraître, exceptionnellement, au moment de la naissance — Les enfants naissent lépreux —

ou peu après. C'est la lèpre congénitale. Mais d'habitude elle se déclare vers la puberté. Elle peut débuter à l'âge adulte et même à un âge avancé, bien que le fait soit exceptionnel.

3° La lèpre héréditaire peut sauter une génération et plus. Elle se montre chez les petits-enfants et même chez les arrière-petits-enfants, leurs parents immédiats étant indemnes. Ces rejetons présentent la lèpre, lors même qu'ils sont nés dans des localités non lépreuses, qu'ils n'ont jamais été en contact avec des lépreux, et qu'ils n'ont même pas connu leurs ascendants lépreux, parfois morts déjà bien avant leur naissance. L'hérédité se manifeste dans ces circonstances, comme dans les maladies souverainement héréditaires, non bacillaires, dans les névroses (épilepsie, aliénation mentale), dans l'herpétisme, etc.

4° L'hérédité de la lèpre est familiale, parfois ethnique, comme chez nos juifs d'Orient, descendants directs des hébreux de la Bible. La lèpre apparaît, parfois, comme reliquat des époques d'antan. Cette survivance de la lèpre est incontestable en Bretagne, surtout dans le Finistère. Mais elle existe par toute l'Europe où elle se manifeste de temps en temps d'une manière sporadique, sans nouvelle introduction, sans autre interprétation possible.

5° L'hérédité de la lèpre est homologue ou hétérologue. Les enfants ou les petits-enfants d'un lépreux *tubéreux* peuvent présenter la même forme de la maladie, ou bien une autre variété : la tropho-nerveuse, la maculeuse, la mutilante. La forme originaire, *tubéreuse,* peut réapparaître plus tard dans la lignée.

6° La lèpre peut se transmettre sous forme de paraléprose comme la parasyphilose, la paratuberculose. Les cagots du Béarn fournissent une démonstration péremptoire de ces déviations, de ces troubles de la nutrition, qui ne sont qu'une séquelle de l'hérédité lépreuse.

7° La mère qui transmet la lèpre héréditaire à son enfant conçu par l'œuvre d'un lépreux, reste constamment indemne.

8° Dans ces cas les placentas de ces femmes, ceux même des mères lépreuses, n'ont pas présenté le microbe spécial qui également fait défaut dans le sang et dans les macules lépreuses des enfants nés lépreux (Strauss, Locard).

9° La prétendue stérilité des lépreux est un leurre. Les lépreux produisent. La conception peut avoir lieu, lors même que le père et la mère sont tous deux lépreux, et que la maladie est chez eux à son apogée.

10° Les avortements sont plus fréquents que les naissances chez les lépreux avancés, miséreux, des léproseries d'Orient.

11° L'hérédité de la lèpre s'observe plus souvent lorsque les deux générateurs à la fois sont lépreux. Dans les mariages mixtes — où un seul conjoint est lépreux — le rôle de la mère paraît être prépondérant. Lorsqu'un des conjoints est sain et plein de jeunesse et de robustesse, il domine dans la procréation, en général, et les enfants sont épargnés.

12° L'hérédité lépreuse n'est pas fatale. Au contraire, fort heureusement, elle est relativement rare, surtout dans certaines contrées, même lépreuses.

13° L'hérédité de la lèpre reste muette, lorsque les descendants des lépreux naissent et vivent dans les localités non lépreuses et dans de bonnes conditions hygiéniques ; ce qui influe même sur leurs parents lépreux dont la lèpre se ralentit et s'améliore dans ces milieux bienfaisants, exemple les Norvégiens émigrés aux États-Unis d'Amérique et les lépreux du Brésil vivant à Paris.

14° De même que dans la syphilose, le générateur lépreux peut engendrer des enfants sains, intercalés entre les enfants lépreux.

15° Les causes secondes — nourriture, propreté, vie aisée — jouent un grand rôle dans le développement de la lèpre héréditaire, et cela même dans les localités lépreuses.

16° Néanmoins, la lèpre héréditaire peut se déclarer chez les rejetons des lépreux placés dans les meilleures conditions, éloignés des foyers lépreux, en dehors de toute contagion pos-

sible, et enlevés aux parents lépreux dès leur naissance. Des
parents immédiats indemnes peuvent procréer des enfants lépreux, par le seul fait d'avoir eu des lépreux dans leur ascendance ; c'est là une preuve indiscutable de la lèpre héréditaire
familiale.

17° Grâce aux progrès de l'hygiène publique et privée et à
l'amélioration des conditions du prolétariat, la lèpre diminue
de plus en plus, là où le paupérisme recule. C'est ce qui est
arrivé dans l'Europe centrale, autrefois ravagée par la lèpre.
C'est ce qui se voit, d'une manière progressive, dans les foyers
lépreux actuels en décroissance. On doit reconnaître aussi que
la virulence de toutes les maladies infectieuses s'amoindrit de
plus en plus à travers les siècles (lèpre, choléra, peste), principalement dans l'Europe centrale. En Orient la lèpre diminue
là même où la misère est profonde et l'hygiène déplorable.

18° Néanmoins, la lèpre survit encore presque partout
comme reliquat de ses anciens ravages, d'une manière isolée,
même dans l'Europe centrale.

Elle s'y montre souvent modifiée, atténuée, mais parfois
aussi classique (même tubéreuse, léonine), comme en Bretagne (France), et dans les autres contrées européennes.

19° Le plus souvent elle y survit fruste, de manière à échap-
per aux médecins inexpérimentés qui donnent alors d'autres
dénominations à ces états morbides anormaux, mal dessinés :
maladie de Morvan, morphéa, sclérodactylie... On la qualifie
aussi, parfois, de *suringomyélie*. De telles erreurs furent com-
mises même par les princes de la science. Elles furent dûment
constatées et reconnues dans la suite. D'ailleurs on brouille
sous le nom de syringomyélie des états morbides les plus dis-
parates. Car la syringomyélie ne constitue qu'un syndrome et
non une entité morbide.

Toutes ces modifications et atténuations de la lèpre, qui donnent le change, se rencontrent dans les localités même où la
lèpre sévit avec activité et violence, dans ses foyers ardents.

20° Une des mesures les plus efficaces pour endiguer la pro-

pagation de la lèpre, c'est la prohibition du mariage entre lépreux, entre lépreux et individus sains et même — chose im-
praticable — la défense aux descendants des lépreux de
contracter des liens matrimoniaux, du moins pendant trois
générations consécutives.

21° L'organisation de colonies lépreuses, comme celles du
Brésil et de Barcelone, constitue le meilleur moyen, au point
de vue humanitaire et scientifique, pour améliorer l'état des
malheureux lépreux, et pour éteindre ce terrible fléau. Par la
séparation des sexes, dans ces colonies, on prévient l'hérédité
qui constitue, dans tous les cas un des facteurs indéniables de
la propagation de la lèpre.

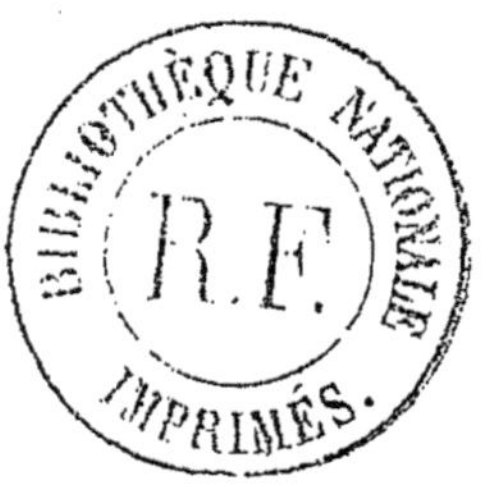

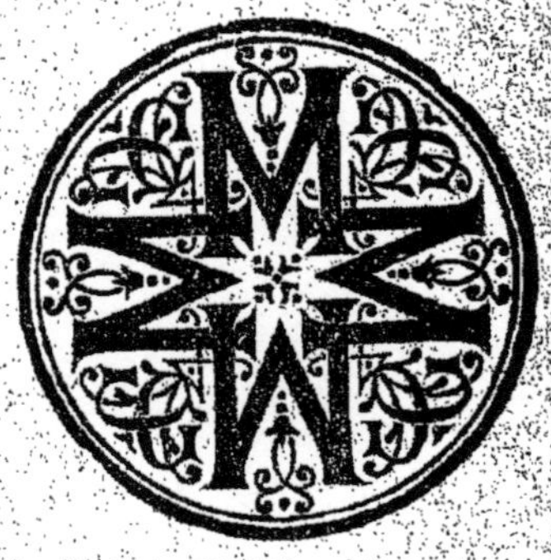